U0348052

深圳市人文社会科学重点研究基地成果
导引治未病丛书

呼吸的养生智慧

牛爱军　著

人民体育出版社

图书在版编目（CIP）数据

呼吸的养生智慧 / 牛爱军著. -- 北京：人民体育
出版社, 2020（2024.4重印）
（导引治未病丛书）
ISBN 978-7-5009-5788-1

Ⅰ.①呼… Ⅱ.①牛… Ⅲ.①保健－呼吸方法
Ⅳ.①R161.1

中国版本图书馆CIP数据核字(2020)第070217号

*

人民体育出版社出版发行
三河兴达印务有限公司印刷
新 华 书 店 经 销

*

880×1230 32开本 7.25印张 158千字
2020年8月第1版 2024年4月第5次印刷
印数：8,501—10,500册

*

ISBN 978-7-5009-5788-1
定价：30.00元

社址：北京市东城区体育馆路8号（天坛公园东门）
电话：67151482（发行部） 邮编：100061
传真：67151483 邮购：67118491
网址：www.psphpress.com
（购买本社图书，如遇有缺损页可与邮购部联系）

序

　　一呼一吸谓之一息，"息"这个字在组词中可谓比比皆是，做人要有"出息"，累了要"休息"，人与人之间"息息相关"……

　　"息"字最早出现于商代甲骨文，字形像鼻子出气，本义指气息、呼吸；战国之后的篆体加"心"旁，象征着呼吸是生命的最基本表现形式，因此又引申为繁殖、滋生、子女、利息、消息、歇息等诸多意思。

　　这说明中国人很早就认识到呼吸的重要性，并以呼吸为途径去探索生命的奥秘、心身的解放、养生的要旨，产生了数不尽的呼吸方法，记载了汗牛充栋的文章书籍，各家论述，各具特色，这一方面开拓了人们的眼界，丰富了人们的知识，另一方面也容易造成人们认识上的一些误区。

　　特别是当我们出于直观的认识来感受呼吸、描述呼吸，或者从传统文化的角度解释呼吸时，作为文化现象的呼吸和现代科学视域下的呼吸，它们的共同点、差异性以及结合点在哪里？如何让它们能够为我所用、为时代做贡献，一直是萦绕在我心头的一个学术难题。

我曾经不止一次地和我的博士研究生们谈起，应该写一本关于呼吸的书，尽可能地把呼吸这件事及呼吸所涉及的方方面面说清楚。我作为健身气功界的一名老兵，健身气功·五禽戏的主创专家，更觉得有义务、有责任把健身气功中关于呼吸、调息的内容条分缕析，可惜由于工作的繁忙一直未能如愿，退休以后颐养天年，精力无暇顾及，总希望学生中能够有人完成我这个夙愿。

当然，写呼吸可不是件容易事，当爱军告诉我他决定要写这么一本书的时候，我颇有些忐忑，先给他打了预防针，希望他不要着急，重在积累，厚积再薄发。

不过爱军还是迎难而上，购买、查阅了很多资料，拜访、请教了很多专家，也经常和我交流写作的进展，呼吸衍生出来的传统文化包罗万象，需要去芜存菁、找出规律、提炼成果，并力争将传统文化和现代科学融合在一起，难度可想而知。爱军的行政、教学、社会事务非常繁忙，且还要教育、照顾家中两个小学二年级的双胞胎孩子，但仍坚持潜心写作，殊为不易，精神可嘉。

这是爱军"导引治未病丛书"的第三册，这本书延续了前两册的风格特点，不说废话、套话、空话，言之有物、言之成理，举重若轻、削繁就简，内容丰富、可读性强。对普及呼吸的文化知识和科学原理，指导如何在健身锻炼中使用和利用呼吸大有裨益，对推广全民健身大有帮助。

这套丛书的第一册《八段锦养生智慧》以活泼、生动、简洁、清晰的语言将传统文化和动作技能之间的关系进行了解析，读来禁不住产生恍然大悟之感，一个简单动作背后竟然还有这么多、这么大的学问。

第二册《二十四节气导引》取法于古，古为今用，推陈出新，以娓娓道来的叙事风格将节气文化与动作导引融为一体，实用性强。

第三册《呼吸的养生智慧》针对日益庞大的锻炼人群，特别是喜爱太极拳、健身气功等传统项目锻炼的人群，从最普通日常且不为人们注意的"呼吸"入手，搭建起沟通身和心的桥梁，使形神相资，并让人读得明白、理解透彻，应用到实践中颇有画龙点睛之效。

学以致用是中国文化的一个优良传统，可是目前学术界存在很多"为研究而研究""为论文、课题和职称而研究""自说自话"等脱离实际的现象，在小圈子里面埋头苦干，搞一些新名词轰炸，堆砌外行看不懂的术语，这些成果到底对社会有什么贡献呢？泡沫式的繁荣割裂了精英和大众之间共荣共生的天然联系，值得我们反思和警惕。

　　爱军正在搭建一个属于自己的学术体系，计划以一年一本的速度出版专著，说明他对这个领域始终兴趣盎然、乐在其中。中国古人所讲的学术与现代意义上的学术并不完全等同，但有一点是相通的：学术是系统化的专门学问。

　　我希望爱军能够在自己选定的道路上越走越远，不忘初心，把学术写在千千万万读者的心中，把学术系统化、体系化、大众化、通用化，让自己的所学所得能够鲜活地为全民健身和健康中国战略增砖添瓦。

　　是为序。

中国武术九段
中国健身气功九段
2020 年春

前 言

  犹记得 2003 年"非典"肆虐的情形，未曾想 2020 年又遇到了新冠肺炎疫情暴发，痛定思痛，痛何如哉！这两起重大公共卫生事件必将带给我们很多很多、许久许久的反思和反省。

  本书的主要部分正是完成于新冠肺炎疫情防控期间，国家兴亡、匹夫有责，位卑未敢忘忧国，虽终日蜗居一室，但我每天都被全国人民、海外华侨、各国友好人士齐心协力共抗疫情的事迹所感动，为那些逆行者、志愿者的无畏无惧和勇于担当所泪目，为广大医护人员等坚守一线的工作者的乐观英勇所激发满怀的热情，每日祈祷着武汉人民、湖北人民、全国人民早日抗疫成功，同时，我也把我的这本新书作为自己的一份小小成绩、一点小小心意奉献给全社会，希望能够为全民健身、对建设小康社会、对民族复兴贡献出绵薄之力！

既然"非典"和新冠肺炎都属于呼吸系统疾病，那我们就得把呼吸这件"小事"先搞清楚，一起聊一聊呼吸这些事儿，看看如何通过呼吸来增强免疫力、强健体魄，使我们每个人的身心都能像朵朵莲花一般尽情绽放。

《佛说四十二章经》是中国人翻译的第一部佛经，上面有这样一段对话：

"佛问沙门：人命在几间？对曰：数日间。佛言：子未闻道。

复问一沙门：人命在几间？对曰：饭食间。佛言：子未闻道。

复问一沙门：人命在几间？对曰：呼吸间。佛言：善哉，子知道矣！"

我们从不同的视角出发，会对这段话产生不同的解读，但不管怎么说，这段话都揭示了一个有关生命的基本命题：人生短暂，生命只是存在于"呼吸之间"。

俗话说"人活一口气"，这个"气"既是"争气"的"气"、"志气"的"气"，又是"呼吸之气"，不管一个人多么"争气"、多么有"志气"，如果一口气上不来，生命不存在了，再争气、再有志气也没有什么意义了。

《周易》上有一句话叫作"百姓日用而不知"，延伸一步，对呼吸，可以套用为"百姓日用而不觉"。

我们每时每刻都在呼吸、都依赖着呼吸，可是我们对呼吸熟视无睹，浑然不觉呼吸的存在，一旦当我们觉察到呼吸不畅，甚至困难的时候，这是身体在发警报了，这时身体往往已经处于疲劳、亚健康或者疾病状态了。

呼吸是生命的源泉，我们的心脏和大脑每时每刻、每分每秒都需要呼吸所提供的氧气，如果中断供氧3~4分钟，身体就会不可逆地被损害。在常温下，人缺氧4~6分钟就会引起死亡。

所以一般来说，不管什么病，病情发展到最后引起死亡的直接原因通常是心肺衰竭，因此，抢救的时候，首先就要戴上氧气面罩。

与呼吸有关的疾病已经成为严重的社会问题。目前，我国40岁及以上人群慢性阻塞性肺病的患病率为9.9%，也就是说40岁以上的人群中，平均每10个人中就有一人患有慢性阻塞性肺病；癌症发病率为

235/10 万（每 10 万人中有 235 人发病），其中肺癌位居男性发病首位；慢性呼吸系统疾病的死亡率为 68/10 万，仅次于心脑血管病和癌症，是中国人病死的重要病因……

没有氧气，不能呼吸，也就没有了生命的存在。要想身体能够顺畅地进行呼吸，首先要保护好呼吸的器官——肺！

《黄帝内经·素问》上说肺是白色，这个白色不是实指，而是一个比喻，把肺比喻成容易遭受污染的"娇嫩之脏"。《黄帝内经·灵枢》上还说肺像华盖，华盖是遮风避雨的伞，这是说肺就像一道屏障，起着保护五脏六腑的作用。

肺是"气之本"，"天气通于肺"，古人在《灵枢》中已经描述了肺参与呼吸的过程，不过中医又认为"肾主纳气""肾为气根"。中医把"气短、气喘、动则喘甚而汗出、呼多吸少等吸气困难表现、面虚浮、脉细无力或虚浮无根"者统称为"肾不纳气"症。

所以，在中国人看来，呼吸不单单是肺的工作，"肺为气之主，肾为气之根"，肾有摄纳肺所吸入的清气，防止呼吸表浅的作用。如果肾的纳气功能正常，那么呼吸就会均匀、调和；相反，如果肾不纳气，就会出现动辄气喘、呼多吸少的病象。只有肺肾相合，才能共同维持人的呼吸运动。

因此，清代医书《类证治裁》上说："肺为气之主，肾为气之根，肺主出气，肾主纳气，阴阳相交，呼吸乃和。"

在深刻洞悉呼吸原理的前提下，我们中国人发明了很多利用呼吸来锻炼身体的方法，比如《庄子·刻意》篇上记载："吹呴（xǔ，慢慢呼气之意）呼吸，吐故纳新，熊经鸟申（意为熊走路、鸟伸展肢体），为寿而已矣；此道（通假字，通'导'）引之士，养形之人，彭祖（相传上古长寿之人）寿考者之所好也。"这是庄子描述的2300多年前的人们锻炼的情形，可见中国人多么了解呼吸、多么善用呼吸。

除了医学和养生，呼吸还是佛、道、儒在修炼过程中都非常重视的方法，借助呼吸这个途径，佛、道、儒分别追求着如何达到"明心见性""修心炼性""存心养性"的境界，并由此流传下来灿若繁星的文章、书籍。

"安那般那"呼吸法门是佛教修行中最重要的法门之一。"安那般那"是梵语，"安那"是出息，"般那"是入息，"安那般那"就是一呼一吸。东汉安世高翻译了一部佛经《安般守意经》，"安般"的意思就是"安那般那"，就是"呼吸"，这部佛经专门讲述了如何通过呼吸来"守意观心"。

佛教传入中国以后形成的第一个宗派是"天台宗"，天台宗以"止观"法门来指导实修，《六妙法门》是入止观的基本指引，由呼吸的"数"息，到"随"息，借助纯熟而稳定的呼吸进入心识的"止"上，再渐渐地入"观"，从而达到明心见性的境地。

道教养生的"长生一十六字妙诀（也称为'十六锭金'，意思是每个字如一锭金子一般珍贵）"中有"一吸便提、气气归脐，一提便咽、水火相见"，讲的是通过逆腹式提肛呼吸的锻炼，达到人体"坎离既济"的和谐状态。

在清代的《金丹妙诀》中也提到了十六个字，"收视返听、凝神入气，调息绵绵、心息相依"，把控制呼吸作为修炼内丹的重要手段。

南宋的大儒朱熹写过一篇文章《调息箴》，讲的是"调息"的方法和功用。为什么要写这篇文章呢？朱熹说："予作调息箴，亦是养心一法……所谓持其志，无暴其气也。"可见"调息"的目的是"静心、养心"，提高内心的修养，从而达到儒家所推崇的"内圣外王"之道。

同属东方智慧的印度文明也很重视呼吸的作用，当气息与大脑协调统一、各感官间相互调和，这就达到了"瑜伽"境地。瑜伽八支：持戒、精修、炼体、制气、敛识、守意、定念、入定，每一个方面都与呼吸关系紧密，并需要借助呼吸来实现身心一体修行的目的。

呼吸和声音之间的联系非常紧密，唱歌、六字气诀（古代也称为六字气、六气诀，现代一般称为六字诀）都是在呼气的同时发声，从这一点入手进行探究，还可以发掘出更多健身养生的方法，挖掘出更多道理。

再让我们回到开头的那句话：生命在于呼吸之间。在推广全民健身的过程中，中国传统体育如八段锦、太极拳等，之所以能够发挥出强大的康复保健、防治疾病效果，其原因在于两个方面：

第一，动缓息长，动息相随，通过缓慢柔和的动作练习使呼吸细长深匀，深长呼吸又锻炼了五脏六腑，增强了五脏六腑的功能，使人体的发电机——五脏六腑充满了动力，自然人体也就充满了活力。

第二，养生先养心，一呼一吸为一息，"息"就是内观自心，神不外驰才能内观，心静了才能内观，呼吸帮助我们静下心来，保持身心不二、形神合一的状态，让身体这台高级精密的仪器发挥出自动运转、自动修复的工作性能，从而保持良好的工作状态，达到健康长寿的目的。

呼吸和我们的生命、我们的健康、我们心性的解放就是这么密不可分、浑然一体，所以本书希望能够从有关呼吸的点点滴滴、方方面面写起，把它们汇总、串联、剖析、融汇，让呼吸的锻炼成为指引我们走向健康、建设健康中国的明灯。

期疑义相析，愿美文共赏。

目 录

一、呼吸到底有多少种？

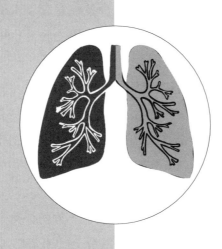

有关呼吸的各种分类、各种称呼可谓令人目不暇接，甚至一头雾水，如完全式呼吸、不完全式呼吸、横膈膜呼吸、单鼻孔呼吸、丹田呼吸、脚后跟呼吸等；各种要求可谓五花八门。

有关呼吸的各种分类、各种称呼可谓令人目不暇接，甚至一头雾水，如完全式呼吸、不完全式呼吸、横膈膜呼吸、单鼻孔呼吸、丹田呼吸、脚后跟呼吸等；各种要求可谓五花八门，甚至令人无所适从，如呼吸配合各种意念、连续吸气或者连续呼气、像胎儿一样不用口鼻呼吸、用皮肤毛孔呼吸、吸一口气沉入丹田等。

　　很多人被这些名称和要求搞得眼花缭乱，不知所以，呼吸真有这么复杂吗？其实万变不离其宗，呼吸的形式就有以下这么几种，这是不可能改变的，所能变的是各种意念的附加运用、相关肌肉的控制程度、呼吸气流的强弱等，所以我们先把最本质的东西搞清楚。

　　从不同的角度来看呼吸，呼吸有不同的分类标准。比如：

　　从是否用力的角度看，可以分为"平静呼吸"和"用力呼吸"；

　　从膈肌升降的幅度看，可以分为"胸式呼吸"和"腹式呼吸"；

　　从腹腔容积改变的大小程度看，可以分为"顺腹式呼吸"和"逆腹式呼吸"；等等。

呼吸系统的构成

要了解呼吸，我们要先看看人体的呼吸系统是如何构成的：

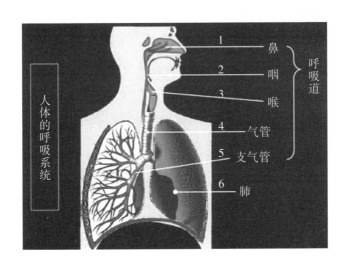

呼吸系统是人体与外界空气进行气体交换的一系列器官的总称，包括鼻、咽、喉、气管、支气管及由大量的肺泡、血管、淋巴管、神经构成的肺，以及胸膜等组织。

临床上常将鼻、咽、喉称为上呼吸道，气管以下的气体通道（包括肺内各级支气管）部分称为下呼吸道。

我们再看看肺的构成。肺是呼吸系统中最重要的器官，成人肺内含有 3 亿~4 亿个肺泡，是气体交换的场所。

呼吸运动是由胸腔依靠呼吸肌的收缩和舒张进行有节律的扩大和缩小而形成的。

人体呼吸时胸廓的变化

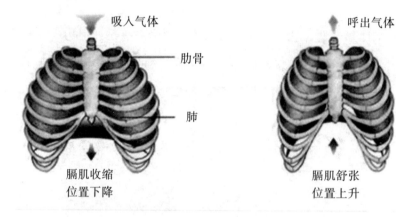

不同呼吸方式的区别

上面提到了这么多种呼吸方式，它们的特点、异同点和优劣处分别是什么呢？下面我们一一进行分析。

第一，平静呼吸。

正常人安静状态下的呼吸平稳而均匀，呼吸频率为每分钟 12～18 次，吸气是主动过程，呼气是被动过程，这种呼吸形式称为平静呼吸。

一般情况下，当我们在闲聊、看电视、读报纸时，不自觉地就会使用平静呼吸。

第二，用力呼吸（深呼吸）。

与平静呼吸时的"呼气过程"相反，也就是说呼气不是被动过程了，也变成了主动过程，这种吸气和呼气都是主动过程的呼吸，就是用力呼吸。

这时候，呼气时除吸气肌舒张外，还有腹壁肌、肋间内肌等辅助呼气肌主动收缩，使胸廓进一步缩小，肺容积也更缩小，使呼出量增加，这种呼吸形式就称为用力呼吸或者深呼吸。

当我们在运动锻炼、情绪激动时，平静呼吸不能满足身体的氧气需要，这时就会很自然地采用用力呼吸。

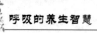

第三，胸式呼吸。

平静呼吸一般采用胸式呼吸。胸式呼吸又称肋式呼吸法、横式呼吸法。

之所以称为"肋式呼吸法"，是因为这种呼吸方法主要靠肋骨的侧向扩张来吸气。

之所以称为"横式呼吸法"，是因为这种呼吸主要是由肋间外肌舒缩引起肋骨和胸骨运动，引起胸廓前后、左右径增大，表现为以胸部活动为主。

胸式呼吸主要通过胸部的扩张和收缩来进行，横膈膜的运动幅度较小，呼吸过程集中在肺部的上、中部，肺的下部运动较少。

在日常生活中，许多人都已经习惯了只用胸式呼吸。

常坐办公室的人，由于坐姿的局促和固定，通常是用浅短、急促的呼吸，每次的换气量非常小，所以造成在正常的呼吸频率下通气不足，体内的二氧化碳累积得越来越多，再加上长时间用脑工作，身体的耗氧量很大，容易造成脑部缺氧。所以，白领们经常出现头晕、乏力、嗜睡等办公室综合征。

甚至有些白领吸气时双肩上抬，气息吸得更浅，这样就只有肺的上半部肺泡在工作，占全肺五分之四的中下肺叶的肺泡处于"休息"状态，长年累月，中下肺叶得不到有效锻炼，长期废弃不用，易使肺叶老化，肺泡关闭，导致肺组织萎缩甚至纤维化。

许多老年人很容易患"上部肺炎"，就与经常使用这种呼吸方式有关。

当肺的弹性减退，呼吸功能弱化，进而导致机体无法获得充足的氧气，各组织器官对氧的需求也就难以满足，机体的新陈代谢功能自然也就受到影响，机体抵抗力就会下降，易患呼吸道疾病，并进而引起并发症。

因此，胸式呼吸不利于肺部健康，尤其是白领和老年人需要特别注意这一点。

第四，顺腹式呼吸。

久坐人群、中老年人如何来锻炼肺部呢？可以使用腹式呼吸！腹式呼吸是让横膈膜能够大幅度上下移动的一种呼吸方式。

需要说明的是，胸式呼吸时横膈膜也会上下移动，但是幅度比较小。腹式呼吸分为顺腹式呼吸和逆腹式呼吸，本处先讲顺腹式。

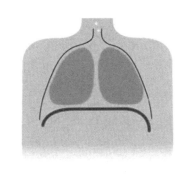

膈肌是人体最重要的呼吸肌，它介于胸腔和腹腔之间，收缩时使胸腔的上下径加大，产生吸气，舒张时产生呼气。

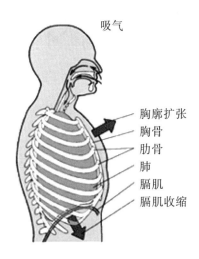

吸气

胸廓扩张
胸骨
肋骨
肺
膈肌
膈肌收缩

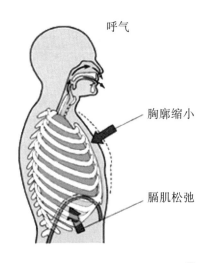

呼气

胸廓缩小

膈肌松弛

顺腹式呼吸时，由于吸气时横膈膜会大幅下降，把脏器挤到下方，因此肚子会膨胀，而非胸部膨胀。为此，呼气时横膈膜也将会比平常上升，因而腹式呼吸（顺腹式和逆腹式）是一种深度呼吸，可以呼出较多停滞在肺底部的二氧化碳。

顺腹式呼吸的特征是吸气鼓腹、呼气内收，吸气时轻轻扩张腹肌，在感觉舒服的前提下，尽量吸得越深越好，呼气时再将肌肉放松，如下图所示。在练习瑜伽时，一般要求使用顺腹式呼吸。在生理学上，顺腹式呼吸也称为等容呼吸。

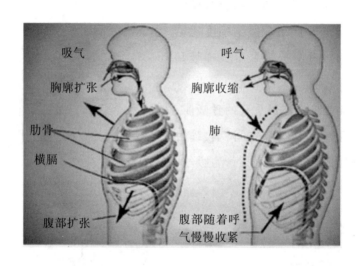

第五，逆腹式呼吸。

逆腹式呼吸与顺腹式呼吸刚好相反，即吸气时轻轻收缩腹肌，呼气时再放松；也就是吸气收腹，呼气放松还原。在生理学上，逆腹式呼吸也称为变容呼吸。

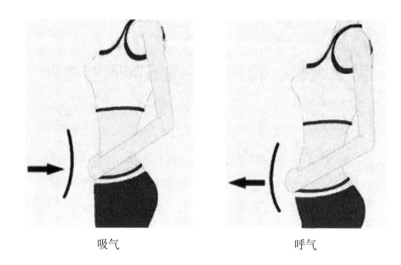

吸气 　　　　　　　　　　呼气

就两者的锻炼效果来说，逆腹式呼吸比顺腹式呼吸要好。

因为逆腹式呼吸是"变容"呼吸，是改变腹腔容积的呼吸，而有规律地改变腹腔容积，可以起到按摩内脏器官的效果，可以有效改善肠胃功能。

相比顺腹式呼吸，逆腹式呼吸可以吸入更多的氧气。所以，我们在跑步、游泳的时候，很自然地就会使用逆腹式呼吸，这是身体的自然反应，因为这种呼吸方式才能让我们获得更多的氧气。

一般说来，这两种呼吸方式在太极拳、八段锦等锻炼中均会用到，但是相对来说，顺腹式呼吸在练习的初期用得较多，随着功力的加深，逆腹式呼吸会逐渐增多。

腹式呼吸，特别是逆腹式呼吸的益处

科学家研究发现，人的肺充气膨胀以后差不多有两个足球那么大，但大多数人在一生中只使用了其中三分之一的能力。

美国医学界的一项最新调查显示，不论在发达国家，还是在发展中国家，城市人口中至少有一半以上的人呼吸方式不正确。很多人的呼吸太短促，往往在吸入的新鲜空气尚未深入肺的下部时，便匆匆地呼气了，这样等于没有吸收到多少新鲜空气中的有益成分。

腹式呼吸（顺腹式和逆腹式）能够有效增加膈肌的活动范围，而膈肌的运动又直接影响到肺的通气量。

研究证明，膈肌每下降 1 厘米，肺通气量可增加 250~300 毫升。坚持腹式呼吸（顺腹式或逆腹式）半年，可使膈肌活动范围增加 4 厘米左右。这对于肺功能的改善大有好处，是老年性肺气肿及其他肺通气障碍的重要康复手段之一。

经常进行腹式呼吸（特别是逆腹式）具有以下益处：

（1）扩大肺活量，改善心肺功能。

腹式呼吸能使胸廓得到最大限度的扩张，使肺下部的肺泡得到有效伸缩，让更多的氧气进入肺部参与气体交换，改善心肺功能；同时，加大消化系统的动力，进而增强、激活消化功能，有利于排除聚积在肠道内的毒素。

(2) 改善腹部脏器的功能。

腹式呼吸能改善脾胃功能,有利于舒肝利胆,促进胆汁分泌;同时,腹式呼吸可以通过降腹压而降血压,对高血压病人也有一定的好处。

(3) 加速血液回流。

伴随着腹式呼吸,腹腔压力会产生有规律的增减,使内脏器官的活动加强,改善消化道的血液循环,促进消化吸收功能的发挥,促进肠蠕动,防止便秘,起到加速体内毒素排出的作用,从而延缓衰老。

(4) 促进盆腔血液循环。

在进行腹式呼吸时,可以有规律地配合提肛、落肛,进而促进盆腔血液循环。

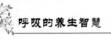

鼻吸鼻呼与口鼻呼吸

自然界中所有动物的呼吸器官都是鼻子，而不是嘴，人类也一样。所以除了特定的要求，人们在日常生活或者锻炼过程中，要始终坚持闭住嘴巴，用鼻子来呼吸，这才最符合大自然的规律。这一要求贯穿全书，以下不再提及，务请多加留意。

大家都知道用鼻子呼吸可以湿润、温暖和洁净空气，但这只是鼻子呼吸最浅显的一个好处而已。

1998 年的诺贝尔生理学—医学奖授予罗伯特·F. 弗奇戈特（Robert F Furchgott）、路易斯·J. 伊格纳罗（Louis J Ignarro）、斐里德·穆拉德（Ferid Murad），以表彰他们发现一氧化氮（NO）气体是心血管系统中的信号分子这一卓越贡献。

斐里德·穆拉德就是闻名遐迩的"伟哥之父"，他认为一氧化氮可舒张血管平滑肌，控制血压，调节血流量到达组织，为机体供应氧气和营养。"伟哥"——这个世界上知名度很高的药物，就是在研究一氧化氮的过程中被无意中发明出来的。

鼻腔中含有非常高的一氧化氮，随着鼻吸鼻呼，一氧化氮被输送到肺部和血液，保持心脑血管柔软而畅通。如果用嘴巴来呼吸，鼻腔中的一氧化氮就不能被送到肺部和血液了。

医学研究发现，在鼻吸鼻呼的过程中，如果用鼻子"哼"出声音，则鼻腔中的一氧化氮比平时会增加 15 倍，可以更好地满足强度比较大的运动对血压、血流量等的需要。

瑜伽中的"蜂鸣式呼吸法"，太极拳谚中的"拿住丹田练内功，哼哈二气妙无穷"，都提倡用缓慢而低沉的鼻呼吸发出"哼"声，这样可以增加静脉血管和鼻腔中的一氧化氮释放，让身体和意识保持在愉悦、放松之中。

对于动物来讲，用嘴呼吸是生病的表现。从生理结构上来讲，包括人类在内的所有陆地上的动物都应该用鼻子呼吸，这是大自然进化的结果。

所以，除了特殊的"以口吐气"的要求外，不管是平时还是运动中，鼻吸鼻呼都是我们最主要的呼吸方式。

以上几种就是最基本的呼吸形式。

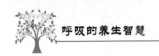

呼吸方式的更多变化

在以上几种的基础上，呼吸方式可以产生更多、更细致的变化，比如在逆腹式呼吸过程中进行"吸、吸、呼"或"吸、停、呼、停"等形式的变化，"鼻吸鼻呼"或者"鼻吸口呼"等不同方式的呼吸，不同部位肌肉如腹横肌或横膈肌紧张或放松时的呼吸，配合了种种意念运用的呼吸，如意想十指指尖或全身毛孔在进行呼吸，等等。

据此产生的种种变化很多，不可尽数，但究其根本，还是以上面我们详细描述过的几种方式为基础。

为了达到健康养生的目的，在日常生活中，应尽量做到"鼻吸鼻呼"，除了特殊要求以外，不要用嘴巴进行呼吸；少用胸式呼吸，不管是行住坐卧，还是日常休闲、运动健身，尽量使用腹式呼吸（顺腹式、逆腹式皆可），以逐步养成腹式呼吸的习惯。

在运动（包括一般所说的动功和静功）过程中进行呼吸的方法比较多，下面会择要进行介绍，为了知其所以然，对这些方法的道理和作用也会做较为详细的阐述。

二、元气：气、氣、炁的合一

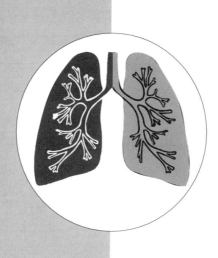

很多人以为『氣』是繁体字，而『气』则是现代简体字，其实，这种认识是片面的。

很多人以为"氣"是繁字体，而"气"则是现代简体字，其实，这种认识是片面的。

"气"和"氣"在古代是两个字，虽然读音一样，但各有不同的含义，不能混为一谈。"气"的本义是"云气"，象征着天上的云气往上升腾；而"氣"的本义则是"粮食"。除此以外，"炁"也读作"qì"，在道教中常用，代表人体的真气。

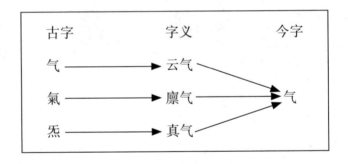

"气""氣"和"炁"组成了"元气"

简单一点说，气是"呼吸之气"，像云气一样可以升腾；"氣"是"米中之气"，是"后天之气"，是脾胃消化五谷所化生之气，是后天的能量；"炁"是两肾中的"真火之气"，是"先天之气"，是先天的能量，"灬"表示像火烧锅中的水一样，水化成气，蒸腾而上润泽全身。

所以，这三个字各有不同的含义，不能混为一谈。但是三者之间又有着非常密切的联系，不可须臾分离。比如，我们经常所说的"元气"，就是由"气""氣"和"炁"所组成，元气流布全身各处，走到脏腑就叫脏腑之气，到血脉内外则称营卫之气，到经络就称为经络之气等。

水可以为固态（冰）、液态（水）或气态（蒸汽），名义上是三种，实际上是同一种物质。同样的道理，精、气、神其实也是"名三而实一"，只是由于不同的功用而名称各异。

中医上说：气为血之帅、血为气之舍，这里所讲的"气"是"元气"，由"气""氣"和"炁"所组成的"元气"。"精、气、神"中的"气"也是元气。

气机与导引的配合

　　中医把气的运动称为"气机"，气机有升、降、出、入四种运动形式，而肢体动作也有起、落、开、合四种基本形式，所以呼吸吐纳和动作导引可以非常默契、非常协调地进行配合，以共同推动人体气血的运行。

　　中医认为"气动血行"，也就是说，血液流动靠的是气的推动，可一旦气的力量不够（也就是气虚），血液的流动就会变慢，就像活水变成了死水，再过几天死水就变腐、变质一样。由于气虚，流动变慢的血液里的杂质不能及时排出，就会变得黏稠，这样的血液流到哪，就会给哪里带来堵塞。

　　血管里、心脏里、大脑里，乃至整个身体，都靠"血"来供给养分，运走代谢垃圾，一旦血液脏了、黏了，在没有凝结成斑块之前，人体会出现三高（血压高、血脂高、血液黏稠度高），一旦形成斑块，堵在心脏内就是冠心病，堵在大脑内就是脑中风。

　　气足了，血流动快了，垃圾排出去了，血液自然干净，心脑血管疾病也就没有存在的基础了。所以，柔和缓慢的导引动作可以促使呼吸之气深长均匀，同时激发肾中真气（炁）、催动脾胃之气（氣），从而达到净化血液的目的。精足才能元气充沛，元气充沛才能精神旺盛，精、气、神才能融为一体。

导引法和行气法的分类

在中国古代有"导引法"和"行气法"的分类。《抱朴子内篇·微旨》中说："明吐纳之道者，则曰唯行气可以延年矣；知屈伸之法者，则曰唯导引可以难老矣。"

以肢体远端的动作反射性地引起呼吸系统的运动，以此来引发体内气息的运行，是个被动引气的过程，称为"导引"；以意念控制呼吸系统的运动，以此来支配气息在体内的运行，是个主动行气的过程，称为"行气"。

从生理学角度来说，行气法是意识对呼吸系统的主动支配，是中枢神经对植物神经系统的支配，通过对交感神经的兴奋或抑制来控制呼吸系统，进而建立神经系统的广泛联系，产生气行周身的本体感觉，这是一个主动的过程。

晋代葛洪在《抱朴子内篇·至理》中说："善行气者，内以养身，外以却恶。""服药（指'仙丹'）虽为长生之本，若能兼行气者，其益甚速。若不能得药，但行气而尽其理者，亦得数百岁。"

可见，古代修道之人非常重视对"行气法"的锻炼。

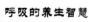

气满不思食

不管是肢体动作和呼吸的配合，还是意念和呼吸的配合，都是通过对"形、神、意、气"的整合锻炼，让人元气充足、精神放松，从而产生积极的生理效应，比如，古人所讲的"气满不思食"。

"气满"的途径是"食气"，通过"食气"而"却谷"，直到"遂至不饥三虫亡"。道教上清派认为辟谷饿死了人体内引发疾病的虫子，身体才得以保持健康。这也算是中国古代对"病从口入"的一种解释吧。

《黄帝内经·素问·上古天真论》说："上古之人，其知道者，法于阴阳，和于术数，食饮有节，起居有常，不妄作劳，故能形与神俱，而尽终其天年，度百岁乃去。"可见，古人早已深知饮食有节制是健康长寿的重要条件之一。

气满不思食，服气辟谷，体内的"三虫"（也叫三尸、三彭、三尸神、三毒。上尸好华饰，中尸好滋味，下尸好淫欲）都被饿死了，人自然就会健康长寿。可见饮食有节制甚至辟谷，与呼吸食气之间存在着密切关联，值得细心揣摩。

呼吸有那么多种，用哪种呼吸可以最有效果地"饿死三虫"，延年益寿呢？

逆腹式呼吸引动先天气

我们在《八段锦养生智慧》中专门讲了"逆腹式停闭呼吸"：吸—停—呼—停……在《二十四节气导引》中讲了如何通过呼吸和站桩来建立身与心之间的链接，让人的精气"深则蓄，蓄则伸"。

逆腹式呼吸可以调动人体的真气，真气存于肾，肾在五行属水，是坎卦☵；心在五行属火，是离卦☲，火在上、水在下是未济卦䷿，火焰往上、水流往下，水火永不相见，是分离相，代表着不和谐；水在上、火在下是既济卦䷾，水往下流、火往上走，水火相见是交合相，代表着和谐。

所以，逆腹式呼吸的时候，吸气收腹、呼气放松，吸气"肾水"上提、呼气"心火"下降，一吸一呼，"水火相见"，"心肾相交"，激发体内真气运行，这就叫作：深深吸来缓缓吐，后天引动先天气。这种呼吸方式最有利，也最有理来维护我们的健康。

综合上面讲的几点，通过呼吸特别是逆腹式呼吸，可以用"气"将"氣"和"炁"紧密结合在一起，使"气""氣"和"炁"合三为一，变为人体元气，推动气血运行，保持良好的生命状态。

三、呼吸＝阴阳，无息法自修

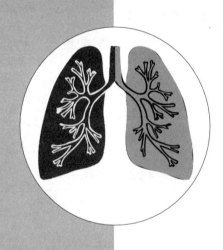

万事万物都可以分为阴阳，男人为阳、女人为阴，天为阳、地为阴，那呼吸之间哪个为阴、哪个为阳呢？

呼与吸，哪个为阴、哪个为阳？

可能很多人没考虑过这个问题，一下子还真回答不上来，我们中国文化讲究"纸上得来终觉浅，绝知此事要躬行"，让我们用实际行动来验证哪个为阴、哪个为阳吧！

首先端坐在椅子上。

如果这时要站起来，我们是呼气还是吸气呢？

肯定是吸气，吸气才能站起来。

同样的道理，当我们站着的时候，要呼气才能坐下来。

站起来的时候肌肉紧张，身体是一个向上的过程；坐下的时候肌肉放松，身体是一个下降的过程。

上升、紧张，属于"阳"，下降、放松，属于"阴"。从这个角度来看，"呼吸"就等于"阴阳"：呼＝阴、吸＝阳。

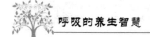

"五脏"和"六腑"，"呼"和"吸"，
哪个更重要？

那"阴"和"阳"哪个重要呢？也就是说"呼"和"吸"哪个重要呢？可能有人觉得这是一个没有意义的问题，就像在问"男人"和"女人"哪个重要一样。

在《道德经》中，老子说："谷神不死，是谓玄牝（pìn）。玄牝之门，是谓天地根。绵绵若存，用之不勤。"

玄牝就是玄妙的母性，她生育万物，也就是说"阴"是"阳"的源头，水滴石穿、柔能胜刚，不都说明了"阴"比"阳"更重要吗?!

以此类推，我们来比较"五脏"和"六腑"，从五脏（肝、心、脾、肺、肾）出来的经络都是"阴经"，如"手太阴肺经"；从六腑（胆、小肠、胃、大肠、膀胱、三焦）出来的经络都是"阳经"，如"手少阳三焦经"；所以，"五脏"为阴，"六腑"为阳。

那"五脏"和"六腑"哪个更重要呢？

在《黄帝内经·素问·五脏别论篇第十一》中，有这样一段话："所谓五脏者，藏精气而不泻也，故满而不能实。六腑者，传化物而不藏，故实而不能满也。"通俗一点说，就是"五脏要常满，六腑要常空"。五脏要致密，而六腑是中空的器官，如大肠、小肠、膀胱、胃等，不能满，要保持通畅，这样

身体才能健康。

我们还有一个本能的反应，也可以说明"五脏"和"六腑"哪个更重要。

当我们遇到危险的时候，受到外界击打的时候，人们都会本能地抱头蹲下缩成一团，把我们属"阴"的这一面，比如身体的前面（背面为阳、前面为阴）、身体的内侧（外侧为阳、内侧为阴）、阴经循行的路线等这些部位都保护起来，而把属"阳"的这一面暴露在外，让它来保护我们的身体。

这说明"阴"比"阳"要重要，因此"五脏"比"六腑"重要、"呼"比"吸"重要、"松"比"紧"重要、"柔"比"刚"重要……

所以，我们在锻炼的时候，注意力应该放在呼气上面，而不能把重点放在吸气上面，因为吸气是让人紧张的，而锻炼的目的是让我们的身心都放松下来。

长呼随吸法

怎么做到这一点呢？可以通过"长呼随吸"的呼吸方式来做到身心的放松。

所谓"长呼"，就是呼气要长；"随吸"就是呼气结束了自然吸气。再强调一下，除了特定要求以外，坚持鼻吸鼻呼。

很多锻炼者在练习太极拳、八段锦的时候，习惯性地"长吸气、短呼气"，这是一个常见的练习误区：注重吸气，不注重呼气。

吸气长而呼气短，就等于紧张有余而放松不足。举个例子，当人们情绪紧张、血压升高的时候，是通过深呼吸、长吐气放松身心让血压降下来；当人们遇到危险的时候，通常都是深吸一口气握紧拳头，使全身肌肉紧张，以应对不测。

所以，吸气主紧、呼气主松，我们追求的是放松，而不应是紧张。因此，在锻炼时应该把注意力放在呼气上，呼气深长，呼完了自然吸气，而不要刻意去关注吸气。

这就是"长呼随吸"法。

吸而不满，呼而不尽

第二个误区是过于追求呼吸的深度。

即使是深呼吸，也要遵循"自然而然"的原则，该呼则呼，该吸则吸。有些人追求"吸足、吸满、呼尽"，凡是这种"竭泽而渔"式的呼吸方式，坚持不了几个回合，身体就会觉得不舒服、憋气。

所以，深长呼吸也要在放松自然的情况下进行，切忌刻意，提倡自然，遵循的原则是：吸而不满、呼而不尽！

不光是在锻炼的时候要注重呼气，南怀瑾先生认为在佛教"数息法"中，要求一吸一呼为一次，同时默数一个数字，从1数到10为一组，也是在呼气的时候默数，而不是在吸气的时候默数。因为呼气默数才更容易让我们的身心放松下来，反之则容易导致身心紧张。

什么是"功夫无息法自修"?

有句话叫作："功夫无息法自修。"这是什么意思呢？"无息"是没有呼吸吗？当然不是。

其实这句话是说，在练习中，速度不是我们追求的目标，永远保持呼吸均匀、深长、缓慢和身体对称、平衡、稳定才是根本。

我们练的不是手脚功夫，而是头脑中、心灵中的功夫，是修养一种冲淡平和的人生境界。不要带着"练到上乘境界"的念头去练功，那样会让人意念过重，永远也达不到这个境界。

到了"功夫无息"的时候，"有意无意是真意""恬淡虚无，真气从之"，这就叫作"法自修"。

一阴一阳谓之道，在呼吸中，吸气丹田找命门（即吸气收腹）、呼气命门找丹田（即呼气鼓腹），呼吸吐纳，吸为纳、呼为吐，一呼一吸，吐故纳新，慢慢练、缓缓呼吸，阴阳平衡，气血循环更加通畅，周身暖融融，渐渐就到了感觉不到呼吸（无息）的境界，在这个时候，身体会出现种种感觉。

什么感觉呢？

"八触"与"十六触"

佛教天台宗的经典著作《童蒙止观》指出，在放松安静的修行状态下，身体会有"动、痒、轻、重、冷、暖、涩、滑"八种不同的感觉，这叫作"八触"。

著名的《了凡四训》的作者，明代袁了凡先生著有《静坐要诀》，其中讲到了"十六触"，除了以上八触，他又总结出了"掉（摆动）、猗（长大）、冷、热、浮、沉、坚、软"新的八触。

如果大家在放松入静的情况下练功练拳，可能会出现某一种或某几种以上感觉，出现的部位因人而异，这些都属于正常现象。

还有人会出现打嗝、打哈欠、腹鸣、放屁等种种现象，也都属于正常现象。

出现以上种种现象是人体在调理阴阳、疏通气机和自我修复受损部位，无须担心，也不用管它们，继续练习这些现象自会慢慢消失。

引体令柔与导气令和

中医认为，人体内气的正常运行有四种形式：升、降、出、入，这叫作"气机"。而不管多么复杂的动作，都是由"起、落、开、合"四个元素组成的，再配合上"呼、吸、吐、纳"的步骤，外与内、动作与呼吸就完美地结合在了一起，细细品、慢慢练，就能"引体令柔、导气令和"。

起、落、开、合是调身的方法，目的是引体令柔。

呼、吸、吐、纳是调息的方法，目的是导气令和。

动作与呼吸和谐一致了，身体才容易"柔和"，练起来才不易疲劳，这是"以养为本"的方法。呼吸与动作不"柔和"时，就会肢体僵硬，容易疲劳、不舒服，这就不是养了，是"耗"，耗精、耗气、耗神，这叫作"只练不养"。

练养合一

第三个误区是"只练不养"。

"练养合一"是所有锻炼的普遍原则。什么情况会"只练不养"呢？身体各部位僵硬不协调、呼吸粗浅、动作与呼吸不配合、练习过程中精神不集中、呼吸没有调匀和心神没有安静的情况下就开始练功、锻炼结束了没有收功等，这些情况都属于"只练不养"。

要做到"练养合一"，首先就要把呼吸调匀，让呼吸缓慢深长，这时身体必然安舒、精神必然放松，然后再开始练功。除非有很特别的要求，否则在练功的时候都是鼻吸鼻呼，以保证"调息绵绵、心息相依"。

静功养心、动功练身，先静后动、养练一体。

练功时"身虽动，心要静"，心越静就越容易静极生动，使动作越柔和、越舒展、越放松。身虽动，但要"虽动尤静，动中寓静"，外动而内静。

长呼随吸、吸而不满、呼而不尽、鼻息绵绵等呼吸要求，是帮助身心一体、练养合一的最好工具，让人越练越觉得轻松舒适、神清气爽，练完后精神饱满、身轻体健，这样才能达到"练中有养、养中有练"的锻炼效果。

在练功过程中，动作与呼吸的配合规律一般来说是：

起——吸、落——呼，

开——吸、合——呼，

蓄（劲）——吸、发（劲）——呼，

先——吸、后——呼，

随——吸、长——呼。

按照这些规律来练功，才是以内导外、内外合一，呼吸不调而自调，会有一种"人在气中、气在人中"的感觉，进入"拳无拳、意无意、无意之中是真意"的忘我状态，使"练"和"养"合为一体。

四、慢练慢呼吸，强健五脏六腑

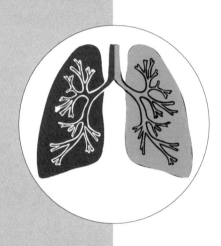

不管是练习太极拳、八段锦，还是练习各种所谓的内家拳、导引术、各种养生功法等，在锻炼的过程中，我们都要强调『慢练』，不要听着口令去练习，口令的作用是帮助记忆动作，适合初学者，而不适合已经动作熟练的锻炼者。

全凭心意用功夫

慢练才能达到"调息"和"调心"的效果，同时慢练也是一个"调息"和"调心"的过程。慢练是在动中求静，身动而心静，最终使身心合一、形神俱养。

只有把动作慢下来，才能更好地去体会动作、体会身体每一个部位的变化，才能让"身、息、心"融为一体，达到"全凭心意用功夫"的境界。

我们看近代的武术，有形意拳、心意拳、意拳、心意六合拳等，都强调一个"意"字。我们再看很多太极拳大师，练得越久，越强调"静""内""桩""功"，其实也都归结到了一个"意"字上。

收视返听，外息诸缘

道教养生提倡"收视返听、凝神入气、调息绵绵、心息相依"，用佛教的话来说，就是要关闭"眼、耳、鼻、舌、身、意"。

我们经常说到"七情六欲"这个词，"眼、耳、鼻、舌、身、意"就是"六欲"，也叫作"六根""六尘"。在《西游记》这本书里，有一回叫作《心猿归正，六贼无踪》，在孙悟空保护唐僧西游的路上，遇见了六个强盗（六贼），名字都特别有意思，分别叫作"眼看喜、耳听怒、鼻嗅爱、舌尝思、意见欲、身本忧"。孙悟空一棒打死六贼，这叫作"归正"，开始走上正路了，这"六贼"象征着孙悟空断除了六欲，六根清净了，无物又无心，从此孙悟空"便是真如法身佛"。

"收视返听"就是在"灭六欲"，关闭我们的"眼、耳、鼻、舌、身、意"，眼不见、耳不听、鼻不嗅、舌不语、身不动、意不起，到了这种境界，就斩断了我们与外界的种种联系。达摩祖师曾说，"外息诸缘，内心无喘，心如壁立，可以入道"。我们在"慢练"的过程中，在强调"用意"的过程中，就是在"外息诸缘"，做到这一步，才开始进入到修炼心性的天地中，可以"入道"了。

可能有人会问，"用意"和关闭"眼、耳、鼻、舌、身、意"是相矛盾的吗？

其实并不矛盾。锻炼过程中的"用意"，不是让我们去"死守"某个部位（如丹田、涌泉穴等），即使"守"，也强调"意如清溪淡流、似守非守、用意要轻"等，也不是让我们去想经络、气流如何运转等，而是引导我们去"感知"自己的身体，去"观照"身体每一个部位的变化，去"内观"我们自己，这就是"收视"，眼睛往里看。

所以，"用意"就是关闭"眼、耳、鼻、舌、身、意"这些外界的干扰源，让自己的心沉淀在自己的身体上，就是"内观"。

在明代著名医药学家李时珍所著的《奇经八脉考》一书中，他说："内景隧道，唯返观者能照察之。""返观"就是"内视""收视"。"内景隧道"就是经络，唯有返观者才能觉察到经络的存在。

用意不用力，人身有大药

"不用力"才能"放空"自我，身体松了，心才能放松，举例来说，心情紧张的时候，肌肉就容易紧张，肌肉放松了，心情也随之放松了。

在我们做动作的时候，不可能肌肉不紧张，但是该紧张的肌肉才紧张，不该紧张的肌肉就不要管它，不管它，自然就松了。

慢练就是达到"用意不用力"的途径，用力则快，用意则慢，呼吸快则动作快，呼吸慢则动作缓。所以"用意不用力"是实现"内观"的途径。

佛教认为人有"八识"：一者眼识、二者耳识、三者鼻识、四者舌识、五者身识、六者意识、七者莫那识、八者阿赖耶识。前六者可以算作"逻辑思维"，后两者可以算作"直觉思维"。

慢练慢呼吸可以让大脑休息下来，大脑约占体重的2%，却消耗了全身20%的能量，大脑从来不会停下休息，即使在睡眠中，大脑也需要能量消耗以维持正常的身体机能。

当大脑休息了，就相当于我们关闭了"眼、耳、鼻、舌、身、意"，斩断了"逻辑思维"，打开了"直觉思维"，也就是从道教所说的"识神"状态进入"元神"境界，从"后天"返还到"先天"，从"显意识"进入到"潜意识"状态。

这个时候的身心最放松，被负面情绪所"影响""攻击"而受损的身体器官开始自我修复，相当于人体这台高精密仪器的自动修复功能开始发挥作用了，所以古人说："人身自有大药！"

呼吸锻炼五脏六腑

我们把人体看成一台非常精密的机器，从这个视角来看待疾病、健康、锻炼等，你会有"豁然开朗"的感觉。

在这台机器里，五脏六腑就相当于发电机，经络相当于电线，器官相当于电器，要想各个电器正常运转，首先就是要保持充足的电力。当我们的大脑安静下来，更多的电力就被分配到了其他部位去修复以前的损伤。

现在人们经常说"通则不痛、痛则不通"，并以此作为衡量经络是否"通畅"的证据，但是经络真的就可以"决生死、处百病"吗？

如果我们反向思考一下，一名上肢或下肢有问题的残障人士，肢体都不存在了，经络还有吗？难道他们就一直会处在"痛"中吗？当然不是这样，不光不会痛，他们完全可以得享高龄，这也提示我们，经络（电线）固然重要，脏腑（发电机）才是关键。人体保持足够的电力，是维持我们健康的最重要因素。

所以呼吸锻炼五脏六腑，慢练慢呼吸，加大了呼吸深度，可以使人体电量充足、马力强劲，从而保持良好的生命状态。

典型的例子是佛教的和尚，高寿者比比皆是，是他们的饮食、锻炼比常人高出一等吗？当然不是，他们吃得简单、生活简朴、不刻意锻炼，为什么能长寿呢？就是因为修行的过程中注重调息、调心，把呼吸锻炼作为修行的途径，从而最低限度地减少人的欲望，心如止水，从而使五脏六腑保持充足的活力。

动缓息长，动息相随

动作和呼吸的配合一般遵循"起吸落呼、开吸合呼、蓄（劲）吸发（劲）呼"的规律，除此以外还有个规律，叫作"动缓息长、动息相随"，也就是动作快必然呼吸节奏快，动作慢必然呼吸深长，动作和呼吸一定相互配合，因此"慢练"有助于呼吸节奏放缓，从而起到锻炼五脏六腑的作用。

我们观察太极拳的历史演变过程，从动作节奏快的陈式太极拳到节奏越来越慢的杨式、吴式等流派的太极拳，动作节奏变慢，呼吸节奏也就慢下来了，技击的色彩随之变淡，养生的功用就更加彰显。

所以，在我们练习太极拳、八段锦等中国传统体育项目的时候，从养生的角度来看，应尽量放慢速度来进行练习。很多书上讲到了锻炼过程中"用意不用力"的问题，其实，用意算是"调心"，用力算是"调身"，中间的桥梁是"调息"，调息将"身"和"心"链接起来。所以，"用意不用力"的问题，就是"三调"的问题，也是"慢练"的问题。

在慢练的过程中，不要去管呼吸，呼吸保持自然，该呼就呼、该吸就吸，比如在一个手臂上举的动作中，可以进行几次呼吸；在一个定势的动作中，也可以进行几次呼吸；呼吸深长缓慢，身体放松放沉，内观返视，了无杂念，在松静中自然心生喜悦，面带微笑。

"操"和"功"的区别

外国人最早把八段锦介绍到国外的时候，称它是中国的"医疗体操"，我们平时也经常听到有人说"某某练的太极拳像做广播体操一样"。那"操"和"功"的区别在哪里呢？

把这个问题扩大一下，"一般的体育运动"和"传统的养生锻炼"的区别是什么呢？

在跑步、打球、游泳的时候，我们是先做肢体动作，然后呼吸来配合动作，这是体育运动普遍遵循的规律。

而在打拳、练功的时候，要先有呼吸，再配合动作，比如太极拳"起势"这个动作，吸气、胸腔扩大，随之两臂向前向上抬起；呼气、胸腔缩小，随之两臂下按、身体下坐、屈膝。

传统形式的锻炼，如八段锦等，强调劲力发自人体内部，这劲力源于呼吸，然后传导到肢体形成动作，可以说呼吸是动作的发动机。所以这种锻炼有两大功效：外练筋骨皮，内练精气神。

呼吸和动作，谁先谁后、谁为主谁为辅，是区分"操"和"功"的标准。在练功时，也不是动作越复杂效果越好，有时候简单的动作更容易配合呼吸，养生的效果也更明显。

五、『气满不思食』与停闭呼吸

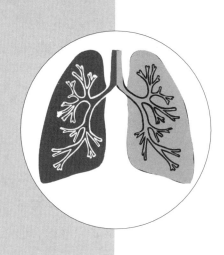

当我们一手拿针，一手拿线，在把线头伸进针鼻里面的时候，我们是吸气还是呼气呢？通常这个时候我们是『大气儿都不敢出』，既不吸气，也不呼气，屏住呼吸，小心翼翼。

屏息的重要性

当我们在完成一项很精细、很重要，重要到手一丁点儿也不能抖的工作的时候，呼吸就会保持在这样的一个状态——屏息。

这从工作实际的角度说明了屏息的重要性。

一般情况下，我们讲"一吸一呼谓之一息"，但是国学大师南怀瑾先生却认为呼吸停顿的这个过程才叫作"息"，南先生非常看重屏息的过程和作用，认为这是修养心性、健体养生的关键点之一。

在动作锻炼的过程中，也有一个屏息的阶段。更确切一点说，即使是在平常的胸式呼吸中，在呼和吸、吸和呼之间，我们也并不是吸随之以呼、呼继之以吸的，而是有一个短暂的停顿过程。

在呼吸加深加长的时候，这个停顿过程自然就被延长了，呼吸也就变成了"吸、停、呼、停"，有了明显的停顿阶段。

当动作和呼吸相互配合时，遵循的原则叫作"动缓息长""动息相随"，也就是动作缓慢、呼吸深长、动作与呼吸相互配合，另外还有"起吸落呼、开吸合呼"等规律。

但是在动作的起落和开合之间，动作的转换或者定势时是怎么呼吸的呢？一般说来，这时就是呼吸停顿的过程——屏息的阶段，要做到"不呼不吸"。

"却谷食气"与"气满不思食"

我们在《二十四节气导引》这本书中讲到了马王堆汉墓出土的《却谷食气篇》，"却谷"即"辟谷"，但不是"绝食"，而是"少食"，同时还要配合"食气（呼吸锻炼）"，所以"却谷"与"食气"连用。

在《八段锦养生智慧》这本书中我们讲到了"气满不思食"，这句话完整的表述是，"精满不思淫、气满不思食、神满不思睡"，讲的是一个人"精、气、神"圆满的一种状态。

"气满不思食"的意思是说脾中气满，相当于已经吃饱了饭，自然就不思饮食了。食物是能量，气也是能量，外国人习惯性地把"气"翻译成 Energy（能量），中西方的思维在这一点上很默契地相通了。

脾胃是人的后天之本，是人体气血的生化之源，其中脾还有一个别名叫作"黄庭"，道教所说的"气落黄庭"也就是"气落脾中"，当我们"不呼不吸"的时候，就会"气落黄庭"，黄庭（脾）中蓄满了能量（气），自然"不思食"。

茅山是道教名山，相传著名的道士葛洪就曾经在茅山修过道。茅山是道教上清派的发源地，被称为"上清宗坛"。上清派最重要的著作之一《上清黄庭内景经》中写道，"治人百病消谷粮""含漱金醴吞玉英，遂至不饥三虫亡"。

"三虫"是三条虫子吗？当然不是，"三"在中国文化中一般不是实指，如"三山五岳、三令五申、三教九流"等，三即代表多。

　　道教有所谓"三尸九虫"，是对体内寄生虫的总称。唐代《太上除三尸九虫保生经》中还绘制有三尸九虫的形状，其中有的与我们现代观察到的蛔虫、蛲虫基本一致。

　　道教认为，三尸九虫作祟会使人速死，除去三尸九虫才能健康长寿，道教养生家探索出种种方法，形成了中国古代道教医学中的寄生虫学。

　　在金庸先生的《笑傲江湖》中，"三尸脑神丹"是"日月神教"中一种阴损至极的毒药，是日月神教教主的专利，炼制方法与解药只有教主知道。药中有三种尸虫，服食后当时并没有异状，但到了每年端午节午时，若不及时服用克制尸虫的解药，尸虫便会脱伏而出，一经入脑，服此药者行动便如鬼似妖，连父母妻子也会咬来吃了。

　　三虫又称为"三尸神""三尸虫""三彭"，小说中的创意就来自有关三虫的文化。

　　上清派所讲的"三虫"在人体中是靠谷气生存的，如果人不食五谷，断其谷气，那么三尸虫在人体中就不能存在了。

　　所以，"治人百病消谷粮"的意思就是"少吃治百病"，所谓"病从口入"，吃得太多，加重身体负担，健康就容易出问题。在"导引治未病"丛书的《八段锦养生智慧》和《二十四节气导引》中，在讲到"调理脾胃须单举"这个动作及"小满：单举调脾式"时，我们都已经论述过饮食与练功的关系，有兴趣的朋友可参阅。

呼吸之间，脾受谷气

在中医四大经典著作之一的《难经·四难》中有这样一句话："呼出心与肺，吸入肾与肝。呼吸之间，脾受谷气也，其脉在中。"

这句话非常简洁地说明了呼吸活动和五脏（肝、心、脾、肺、肾）之间密切的关系。

吸气，这口气能不能留下来，由肝、肾（中医认为肝肾同源，一般把肝肾叫作下焦）来决定，同时这口气又强壮肝肾。

呼气，这口气能不能呼出去，由心、肺（一般认为心肺是上焦）来决定，同时这口气也护卫心肺。

在停顿的时候，气落入脾中，脾存贮气，气也营养脾，脾与气相资相生。

以上是传统文化的观点，从现代科学的角度来看，屏息的能力也与脾脏的功能密切相关。

在东南亚海域生活着被誉为"海上吉普赛人"的巴瑶族，大部分巴瑶人都是潜水专家，能够在没有任何现代设备的情况下潜入 70 米深的水下，可以在水下 18 米深处停留几分钟，由于世世代代长期在水下劳动生活，他们的身体结构已经进化得与陆地上的人有所不同。研究表明，巴瑶人的脾脏比一般人大了 50%。

有一种兴奋剂叫作"EPO 兴奋剂"，EPO 是促红细胞生成素的英文简称，它的作用是促进体内红细胞生成，从而增强人体携带和运输氧气的能力，提高耐力水平。EPO是人体正常分泌的一种激素，而EPO兴奋剂则是指把体外的EPO输入到体内，从而达到提高运动成绩的目的。

屏息可以有效促进人体分泌更多的EPO，提升血氧水平，让脾脏收缩以释放出更多红细胞，从而提高人的有氧运动能力。较大的脾脏意味着更多的红细胞储存，可以储存更多的氧气，这是巴瑶人较常人具有更强的水下活动能力的原因。

屏息还可以增强与呼吸相关的各部分肌肉的力量，减少运动后体内的乳酸堆积，提高运动成绩。

所以，在做动作的时候，不仅要注意动作与呼吸的配合，还要注意呼吸的过程，要用心体会呼吸中间的停顿，特别注意停顿不是"憋气"，而是伴随着深呼吸的自然停顿过程，要把动作的定势、转换和呼吸的停顿紧密结合起来，这样既可以使练习富有节奏感，感受美、享受美，又可以使分泌EPO的肾脏和储存红细胞的脾脏得到锻炼。

这多么让人感慨，中国的传统文化竟可以如此贴近和诠释现代科学。同时这也提示我们，应加强对屏息效果的研究，并开发屏息训练课程，用来提高运动成绩、治疗疾病等。

内养功的两种方法

北戴河气功疗养院的创始人刘贵珍先生也很重视呼吸中的停顿过程,刘先生传承的内养功中详细记载了停闭呼吸的操作细节。

内养功是以吐纳为主的防治疾病、保健养生的优秀传统功法,20世纪40年代经刘贵珍先生挖掘、整理并应用于临床。

内养功的锻炼特点是呼吸停闭、气沉丹田、默念字句、舌体起落,以起到培补元气、平衡阴阳、协调脏腑功能的作用。

内养功要求"形气神合""停闭呼吸"(也称为"不平衡式呼吸法")、呼吸调和、意念配合、形体放松、心神恬静。

内养功的"松静筑基法"包括3种调身姿势、2种呼吸方法和5种意守形式。

内养功的"停闭调息法"在"松静筑基法"的基础上增加了2种调身姿势、3种停闭呼吸方法和4种意守内容。

"松静筑基法"和"停闭调息法"这两种方法,每种锻炼时间以30~60分钟为宜。

内养功的松静筑基法

1. 调身

仰卧式、靠坐式、松静站立式。

（1）仰卧式（图 1、图 1 附）：

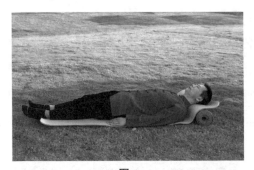

图 1

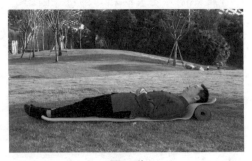

图 1 附

①仰卧，枕头高低以感觉舒适为宜。

②两臂自然置于身体两侧或双手相握（一般虎口交叉相握，内外劳宫穴相对，男性左手在下，女性相反）放在中脘穴（位于上腹部，胸骨下端和肚脐连线的正中点）的位置。

③两膝自然伸直，脚跟并拢，脚尖自然分开。

④鼻吸鼻呼，唇齿轻闭，舌抵上腭，两眼轻闭或微露一线之光，神不外驰。

（2）靠坐式（图2、图2侧）：

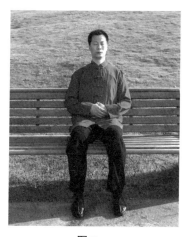
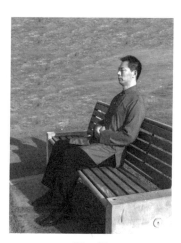

图2　　　　　　　　　　　　图2侧

①靠坐在沙发或床上，腰部须垫实，不可悬空（如有条件，颈部也垫实）。

②双手轻松置于沙发扶手上或两手相握（要求同上）放在肚脐上。

③两膝自然弯曲或舒伸，双眼轻闭，鼻吸鼻呼，舌抵上腭，两眼轻闭或微露一线之光，神不外驰。

（3）松静站立式（图3）：

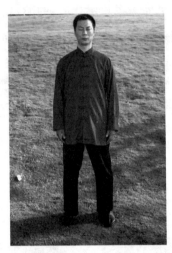

图 3

①两脚平行分开，与肩同宽，两膝微屈，松腰松胯，收腹敛臀。

②松肩虚腋，两臂自然垂于体侧，指尖朝下。

③下颌微内收，百会穴向上。

④两眼轻闭，鼻吸鼻呼，舌抵上腭，神不外驰。

2. 调息

首先采用自然呼吸（即不改变平时的呼吸形式，顺其自然），逐步过渡到腹式呼吸（顺逆皆可，舒适为宜；随吸气腹部隆起，随呼气腹部下落为顺腹式；随吸气胸部充盈扩张，腹部下落凹陷，随呼气胸部还原，而腹部充盈隆起为逆腹式），并配合呼吸默念"静"字诀和"松"字诀，以达到入静和放松的目的。

3．调心

有活位意守和定位意守两种形式。

（1）活位意守：即意守的部位可根据需要灵活多变，如意守肚脐、意守膻中穴、意守任督两脉、意想动作过程等，并配合开降、聚降、升降、开合、聚散五种"松静"形式进行练习。

①开降法：吸气时意想从肚脐（或别的部位，以下皆同）开始，身体慢慢地由里向外松开，同时默念"静"字，使身心平静、安静；呼气时意想身体从头顶百会穴开始，向下一直放松，直到脚底涌泉穴，同时默念"松"字，并体会身体的逐节放松。

②聚降法：吸气时意想清新的空气吸入鼻腔以后慢慢向肚脐积聚，同时默念"静"字；呼气时意想身体从头顶百会穴开始，向下一直放松，直到脚底涌泉穴，同时默念"松"字。其他要求同上。

③升降法：

● 整体升降练习法。吸气时意想人体清气由足部涌泉穴向上升，直至胸口膻中穴，同时默念"静"字；呼气时意想清气由头顶百会穴向下一直放松，直到脚底涌泉穴，同时默念"松"字。其他要求同上。

● 部位升降练习法。以手臂为例，吸气时意想清气从手臂的最下端十指指尖开始，向肩井穴上升，同时默念"静"字；呼气时相反，同时默念"松"字。其他要求同上。

④开合法：吸气时意想从肚脐开始，身体由里向外慢慢打开，同时默念"静"字；呼气时意想打开的身体，逐步从外向肚

脐汇合，同时默念"松"字。其他要求同上。

⑤聚散法：吸气时意想吸入外界清气向肚脐积聚，同时默念"静"字；呼气时意想从肚脐开始，身体慢慢地由里向外排出人体的浊气、病气，同时默念"松"字。其他要求同上。

根据需要选择以上方法练习 10 ~ 15 分钟后，然后采取定位意守的方法进行养气。

（2）定位意守：即丹田意守，意想以气海穴为中心有一个如同自己拳头大小的区域，上缘为神阙穴，下缘为关元穴，悬在小腹内。轻轻意守 5 ~ 10 分钟，以养形、养神、培补元气。

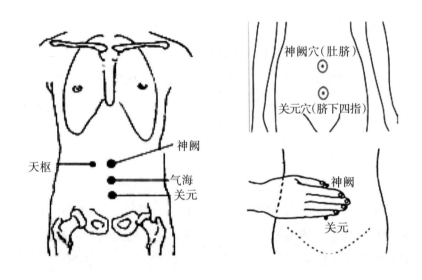

4. 注意事项

（1）不论顺腹式还是逆腹式，不可为追求呼吸的深长或腹部的起落而勉强延长呼吸，以自然舒适为宜。

（2）不论是活位意守还是定位意守，均应做到似守非守。

内养功的停闭调息法

1．调身

在"松静筑基法"的基础上，增加侧卧式和平坐式。

（1）侧卧式（图4）：有左右之分，多以右侧卧为主。

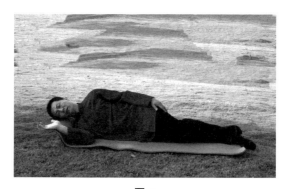

图4

①向右侧卧于床上，头的高低用枕调节，以感觉舒适为宜。

②身体自然放松。

③右臂自然屈曲，五指舒伸，掌心向上，置于脸前枕上，距脸一拳左右，左臂自然伸直，掌心向下，放于同侧髋上。

④右腿自然伸直，两膝相叠，左膝屈至120°左右。

⑤双目轻闭或微露一线之光，鼻吸鼻呼。

左侧卧与其姿势相同，四肢体位相反。

（2）平坐式（图5、图5侧）：

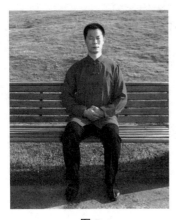
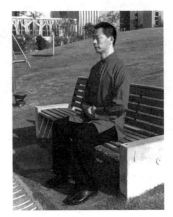

图5　　　　　　　　　　　图5侧

①正身端坐，两脚平行分开，与肩同宽，小腿与地面垂直，屈膝成90°左右。

②松肩垂肘，两手掌心向下自然放于两大腿上或两手相握（要求同前）放在肚脐上。

③胸微内含，脊背自然竖起，下颌内收，百会穴向上。

④鼻吸鼻呼，两眼轻闭或微露一线之光，神不外驰。

2. 调息

包括停闭呼吸和与其相配合的舌体起落、默念字句三部分内容。

（1）停闭呼吸：亦称不平衡式呼吸法，目的是调整体内阴阳的失衡。包括软呼吸法、硬呼吸法、双补法。

①软呼吸法（滋阴法）：其形式为"吸、呼、停"。先吸气，

随之将气徐徐呼出，呼完稍闭气。

②硬呼吸法（补阳法）：其形式为"吸、停、呼"。先吸气，然后稍闭气，再将气徐徐呼出。

③双补法：其形式为"吸、停、吸、呼"。先吸少量的气，然后稍闭气，再吸气，最后徐徐呼出。

（2）舌体起落与停闭呼吸的配合：舌体起落又称为"舌动"，伴随停闭呼吸进行舌抵上腭、下落的起落动作。

①舌动与软呼吸法的配合：吸气时舌抵上腭，呼气时舌体落下，停闭时舌落下不动。

②舌动与硬呼吸法的配合：吸气时舌抵上腭，停闭时舌抵上腭不动，呼气时舌落下。

③舌动与双补法的配合：吸气时舌抵上腭，直至呼气时舌落下。

（3）默念字句与停闭呼吸的配合：配合停闭呼吸选择美好的、有利于身心健康的词或字句用意默念。先由3个字（如"我健康"）开始，待呼吸柔顺、均匀、深长后，逐渐增加字数，以不超过9个字（如"我健康我快乐我美丽"）为宜。不论默念字数多少，均以一吸一呼各念一个字，其余的字在停闭时默念。

①默念与软呼吸法配合：吸气默念第一个字，呼气默念第二个字，停闭默念剩余的字。

②默念与硬呼吸法的配合：吸气默念第一个字，停闭默念中间所有的字，呼气默念最后一个字。

③默念字句和双补法的配合：以默念3个字为宜，即吸、停、吸各念1个字，然后徐徐呼气。

3．调心

在松静筑基法的基础上增加丹田、涌泉、膻中和外景等意守内容。

（1）意守丹田：与松静筑基法同。

（2）意守膻中：意念轻守两乳之间的膻中穴。

（3）意守涌泉：意守两足涌泉穴，或闭目默想大足趾的形状。

（4）意守外景：意守体外美好、有利于身心健康的景物，如花卉、大海、明月等。

（5）养丹田气：练功将结束时，要停止默念和舌动，将腹式停闭呼吸改为自然呼吸，轻守丹田，愉悦恬静，静养丹田真元之气 5～10 分钟后收功。

整个锻炼过程为 30～60 分钟。

（6）收功：将两手搓热后浴面、摩腹、搓腰眼和带脉等。

4．特别注意

（1）停闭呼吸、默念字句时，不要憋气，不要意念太重。

（2）舌动练习时，口腔内会产生大量的唾液，须平心静气徐徐咽下，意念唾液被送入丹田。

（3）无论意守何处，都应做到似守非守、绵绵若存、顺其自然。

（4）内养功练习，需将姿势、意守、舌动、默念、腹式停闭呼吸等内容协调统一起来，应循序渐进，逐一掌握。难以入静者先配合默念，消化不良者先配合舌动；两者均觉困难者，亦可单纯练习停闭呼吸。

内养功的停闭调息有什么作用?

我们都知道,中医把人的体质分为九种:平和体质、痰湿体质、湿热体质、阴虚体质、阳虚体质、气虚体质、特禀体质、气郁体质、血瘀体质。

（1）软呼吸法又称滋阴法,具有滋阴潜阳的作用,适合阴虚体质的人。

（2）硬呼吸法又称补阳法,具有扶阳固本的作用,适合阳虚体质的人。

（3）双补法具有气血双补的作用,适合气虚、血瘀体质的人。

（4）舌动法具有生津止渴、补益脾胃、清降心火的作用,适合痰湿、湿热体质的人。

（5）默念字句法具有宁心除虑、以一念代万念、心身共调的作用,适合气郁、气虚、阴虚、阳虚体质的人。

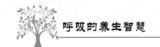

意念与呼吸配合有什么作用?

在意念与呼吸配合的过程中也有很多方法,它们都有什么作用呢?

(1) 开降法适合血瘀体质的人,具有开窍穴、通经络的作用。

(2) 聚降法适合湿热体质的人,具有补虚降逆的作用。

(3) 升降法适合阳虚体质的人,具有升清降浊、培补元气的作用。

(4) 开合法适合痰湿体质的人,具有协调脏腑、活跃气机的作用。

(5) 聚散法适合气郁、血瘀体质的人,具有散瘀化结的作用。

(6) 丹田法适合阴虚、阳虚体质的人,具有培补真元之气的作用。

(7) 膻中法具有调理心肺的作用,特别对女子乳腺保健和防治妇科病有益。

(8) 涌泉法适合痰湿、阳虚体质的人,具有补益肝肾、清热降火、降血压的作用。

(9) 外景法适合气郁体质的人,具有开郁散结、调节情志的作用。

六、六字气诀养生法

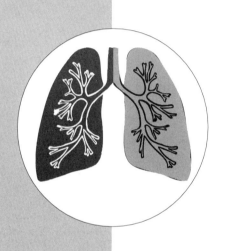

天地之间最大的声音是雷声，春雷响，万物长，春雷一震，草长莺飞。声音是天地间多么奇妙的事物，看不见、摸不着，可它又无时无处不在，并且让我们的身体、让这个世界处在一个和谐共生的状态中。

天地之间最大的声音是雷声，春雷响，万物长，春雷一震，草长莺飞。声音是天地间多么奇妙的事物，看不见、摸不着，可它又无时无处不在，并且让我们的身体、让这个世界处在一个和谐共生的状态中。

人患疾病，五脏失调，辩证吐音可以引起五脏功能共振共鸣，将"失调"变为"协调"，将"不顺"调为"和顺"。六字气诀就是这样一种利用呼吸吐纳来协调脏腑、平衡阴阳、健体强身的传统养生方法。

吐气发声中的秘密

庄子在文章里写道："吹呴（xǔ）呼吸，吐故纳新，熊经鸟申，为寿而已矣"，"吹呴呼吸"就是呼吸吐纳，主内，锻炼五脏六腑；"熊经鸟申"就是肢体运动，主外，锻炼四肢百骸；一内一外，内外兼修，才能达到健康长寿的目的。

中国人很早就意识到吐气发声之中隐藏着人体的大秘密。所谓"道不远人"，人们日常生活中的很多表现就在透露这些"秘密"，比如我们在不同的身体和情绪状况下会发出各种不同的声音：郁闷的时候"长吁短叹"、开心的时候"笑呵呵"、生病痛苦的时候"呻吟"、高兴的时候"引吭高歌"、悲伤的时候"痛哭流涕"等。

那"秘密"到底是在表达什么意思呢？

这谜底就是：声音是脏腑的表达，而脏腑又与情绪密切相关，所以不同的情绪状况下人们会发出不同的声音。

反过来说，当我们发出不同的声音时，这些声音又会产生或影响到不同的脏腑功能。比如"荆轲刺秦王"的故事中，易水河畔，高渐离击筑（古代一种乐器）送行，声音激昂，《史记》上说送行的人"发尽上指冠"，也就是"怒发冲冠"、胆气横生的意思。

当一个人特别疲惫的时候，"累得连话都不想讲"，宁可去做家务也不愿意多说话，这又是为什么呢？

　　这是因为说话就是在发声，按照传统养生文化的理论，发声即为"泄"，说话多就是泄气过多，自然就导致了中气不足，感觉气短乏力，无力讲话了。

不同的口型产生不同的发音

让我们做一个小实验：当我们伸出双手放在嘴巴前面，如果对着手心"哈"一口气，会感觉到手心是温热的；但是如果对着手心"吹"一口气，则会感觉到手心凉飕飕的。

都是口中呼出来的气，为什么会有凉热不同的感觉呢？

这是因为口型不同，导致气流由身体内部不同的部位被发力呼出来，当气流经过嘴巴再传到手心的时候，自然感觉就不一样了。

另外，以前梨园行的人喊嗓子的时候基本是喊"咿、阿、呜"三个字，也有喊"哦"字的。"咿"字要音细而高，是齿音，行话叫"立音"。喊"阿"音要宽而圆，是浅喉音渐到深喉音。"呜"用鼻音出，尽量使音由轻到重。

古人就是从这些日常行为出发，经过不断地总结提炼、细心揣摩，深刻认识到呼吸、声音与健康、生命之间存在着微妙而又深刻的内在联系，并总结出来很多行之有效的方法和理论。

其中，六字气诀就是最为大家所熟知的一种养生方法。

释、道、医中的六字气诀

六字气诀最早出自南北朝时梁代陶弘景（456—536）所著《养性延命录·服气疗病篇》："凡行气，以鼻纳气，以口吐气，微而引之，名曰长息，纳气有一，吐气有六。纳气一者，谓吸也；吐气六者，谓吹（chuī）、呼（hū）、唏（同嘻 xī）、呵（hē）、嘘（xū）、呬（sī），皆出气也。"

这段话的意思是说，吸气只有一种方法，但是吐气可以有六种方法，在吐气的时候通过发嘘、呵、呼、呬、吹、嘻六种字音，可以调整肝、心、脾、肺、肾、三焦气机，起到强壮脏腑、去除病邪、益寿延年的作用。

顺便说一下，陶弘景是道教茅山派的代表人物，曾隐居茅山45 年，"茅山道士"的称谓就是从他身上开始的。特别崇信佛教的梁武帝萧衍在当皇帝的时候，常以国家大事相询陶道士，然后才做决断，所以陶弘景又被称为"山中宰相"。

到了唐代，著名医学家孙思邈按五行相生的顺序，配合四季，编写了《卫生歌》，更是奠定了六字气诀治病的基础，歌云：

春嘘明目夏呵心，秋呬冬吹肺肾宁。

四季常呼脾化食，三焦嘻出热难停。

歌诀中提到的"嘘""呵""呬""吹""呼""嘻"，就是六字气诀，相传也是孙思邈常用的锻炼方法。

明清时候，当时社会上一些流行的养生书中还记载了署名孙思邈的《四季行功养生歌》歌诀：

> 春嘘明目木扶肝，夏至呵心火自闲。
>
> 秋呬定收金肺润，冬吹肾水得平安。
>
> 三焦嘻却除烦热，四季长呼脾化餐。
>
> 切忌出声闻口耳，其功尤胜保身丹。

在历史发展过程中，六字气诀不单是受到道教和医家的青睐，佛家也很认可其健身疗病功效。

在天台宗的《童蒙止观》中，有这样一段话："但观心想，用六种气治病者，即是观能治病。何等六种气？一吹、二呼、三嘻、四呵、五嘘、六呬，此六种息，皆于唇口之中，想心方便，转侧而作，绵微而用。

颂曰：

> 心配属呵肾属吹，脾呼肺呬圣皆知。
>
> 肝藏热来嘘字至，三焦雍处但言嘻。"

上面这段话强调六字气诀操作方便、简单实用，唇口之间即能发声治病，疗效显著。

佛教认为肉身是人在世间的皮囊，佛性就在这皮囊中，所以照顾好肉身才能慢慢开发佛性，执着于肉身或者厌弃肉身都是不可取的。

因此，《童蒙止观》中才专门有论述"治病"的篇章，论述六字气诀的文字就出自这一篇。

从上面释、道、医三家的论述可知，六字气诀是三家都认可的"共法"，是没有宗教色彩的一种强身健体的传统养生保健方法。

六字气诀在历史发展过程中，还逐步从单纯的呼吸吐纳发展为动作和呼吸吐纳的配合，形成了各种流派，甚至和八段锦的一些动作结合在了一起，比如有一家流派练习六字气诀的动作描述是：

> 肝若嘘时目睁睛，心呵顶上连叉手。
>
> 肺知呬气双开弓，肾吹抱取膝头平。
>
> 脾呼单托须撮口，三焦客热手双擎。

"肝若嘘时目睁睛"可对应"攒拳怒目增气力"，"心呵顶上连叉手"可对应"两手托天理三焦"，"肺知呬气双开弓"可对应"左肝右肺如射雕"，"脾呼单托须撮口"可对应"调理脾胃须单举"，等等。（可参阅"导引治未病丛书"之《八段锦养生智慧》）

六字气诀的吐气发声法

六字气诀的锻炼核心不是动作，而是呼吸吐纳，吐气发声是六字气诀独特的练功方法，因此，要特别注意口型的变化和气息的流动。

气息通过喉、舌、齿、牙、唇时的流动线路，与口型的变化密切相关。六种口型产生特定的六种气息运动方式，进而对相应的脏腑功能产生影响。因此，口型的正确与否是六字气诀练习的关键，这又体现在两个方面：一是出声时字音是否准确；二是每个字的口腔气流流动方式是否正确。

从下表可以看到六个字诀与五行、五脏等的对应关系。

六字	嘘	呵	呼	呬	吹	嘻
拼音	xū	hē	hū	sī	chuī	xī
五音（部位）	牙	舌	喉	齿	唇	牙
五音（音阶）	徵	商	羽	角	羽	宫
五行	木	火	土	金	水	木
脏腑	肝	心	脾	肺	肾	三焦

在练习六字气诀的时候，要掌握好"先出声，后无声"的原则，初学时可采用吐气出声的方法，以便于校正口型与读音，防止憋气；在练习熟练以后，可逐渐过渡为吐气轻声，渐渐地气息越来越匀细柔长，最后到吐气无声的状态。

"声"和"音"的不同

有一个问题不知道大家注意到没有，那就是中国古代的词语几乎都是单音节的词，如"却看妻子愁何在"中的"妻"和"子"分别指代"太太"和"子女"。同样道理，"牙"和"齿"的意思并不一样，"声"和"音"也不一样。

我们现在常说的"声音"是一个词，在古代"声"和"音"却是两个词，不仅字义上有差异，还有一点需要注意："声"产生于发音器官的启动之时，而"音"产生于发音器官的闭合之时。

因此，"声"为阳，"音"为阴；比如发"嘘"字诀的时候，尾音拖得很长，那刚开始发出来的"嘘"即为"声"，后面长长的尾音即为"音"。也就是说，"声"重在听得到，而"音"重在气的流动。

六个字诀的读音以何时为准?

这时可能有人会问,同样一个字,古代的读音和现代的读音是一样的吗?

比如"街",我们现在读作 jiē,但是"街"在东北话、桂柳话和粤语里都读 gāi,东北话把"上街"读作 shàng gāi,粤语把"扑街"读作 pǔ gāi。

随着时代的变迁,字的读音也在变化,相同的字在不同的时代有不同的读音。那"六字气诀"里这六个字的读音以哪个时代的读音为准呢?

我们的原则是"因时制宜",以目前通用的发音为准,因为这些发音就是老百姓的日常体验,如郁闷的时候垂头丧气长"吁"短叹,本能地就发"嘘"音,以疏泄郁结的肝气……

当然,我们还有一个非常重要的理论根据,就是《周易》"利用安身"的精神,《周易》始终坚持以"利"和"不利"的"吉、凶、悔、吝"为其行为取舍的宗旨,并推理出了"百姓日用即道"这一传统文化中极其重要的思想。

"百姓日用即道"就是我们取这六个字进行发音的根据。

六字气诀的练习方法

练习六字气诀时，可以取卧式、坐式、站式，还可以采用行进式，也就是边走边练。下面我们以站式为例进行说明。

六个字诀是按照五行相生的顺序进行排列的，木生火、火生土、土生金、金生水、水生木，以此循环，往复不已。所以发音的顺序是嘘、呵、呼、呬、吹、嘻。

预备式：两脚并拢，两膝放松，两腿伸直，身体中正，两肩下沉，腋下虚空，两臂垂落于体侧，头正颈直，全身放松，两眼微闭，唇齿轻合，舌抵上腭，鼻息均匀，意守丹田，物我两忘（图6）。

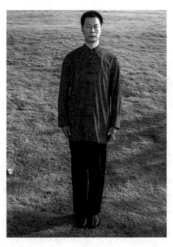

图6

然后，左脚开步，两脚平行，与肩同宽，松静站立，两手上提，虎口交叉，叠于肚脐之上，男性左手在下，女性相反（图7）。

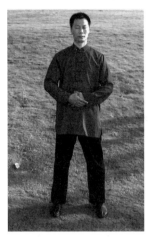

图 7

嘘字诀：五行属木，五脏为肝。

口型特征是"扁"：嘴角紧缩后引，槽牙（即磨牙）上下平对，中留缝隙，槽牙与舌边亦留空隙。气息从槽牙间以及槽牙与舌两边的空隙中经过，缓缓而出。

肝经循行在两胁，两胁是侧胸部腋以下至第十二肋骨部位的统称。

接上式，两手分开，放在两胁上，手心向里贴在两胁，手指自然斜向下。吸气以后，一边口吐嘘音，一边慢慢睁大眼睛。吸气收腹，呼气放松。发音结束，自然闭眼，自然呼吸以作调整（在吸气和自然呼吸时舌抵上腭，呼气发声时落舌），双手不动（图8）。

重复以上动作。共做六次。

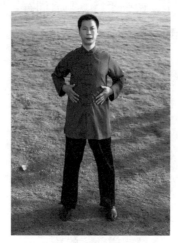

图 8

呵字诀：五行属火，五脏为心。

口型特征是"开"：舌体微上拱，舌边轻贴上槽牙。气息从舌上与上腭之间缓缓而出。

接上式。两手上下重叠放在左胸心口位置，男性左手在下，女性相反，两眼轻闭。吸气以后，口吐呵音。吸气收腹，呼气放松。发音结束，自然呼吸以作调整（在吸气和自然呼吸时舌抵上腭，呼气发声时落舌，并按要求操作），双手不动（图9）。

重复以上动作。共做六次。

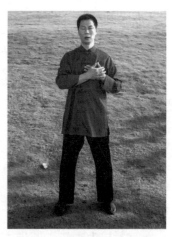

图 9

呼字诀：五行属土，五脏为脾。

口型特征是"撮"：舌体下沉，口唇撮圆，正对咽喉。气息从喉出后，经口腔中部与撮圆的口唇缓缓而出。

接上式。两手下落，轻贴于腹部，手心向里，十指相对，两眼轻闭。吸气以后，口吐呼音。吸气收腹，呼气放松。发音结束，自然呼吸以作调整（在吸气和自然呼吸时舌抵上腭，呼气发声时落舌），双手不动（图10）。

重复以上动作。共做六次。

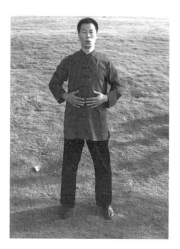

图10

呬字诀：五行属金，五脏为肺。

口型特征是"咬"：槽牙咬紧，咬肌隆起，上下门牙间形成自然斜缝，舌抵下牙齿内侧，气息从门牙间缓缓而出。

接上式。两手向上，轻贴在两胸部，手心向里，手指自然斜向上，两眼轻闭。吸气以后，口吐呬音。吸气收腹，呼气放松。

发音结束，自然呼吸以作调整（在吸气和自然呼吸时舌抵上腭，呼气发声时落舌），双手不动（图11）。

重复以上动作。共做六次。

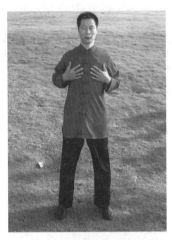

图11

吹字诀：五行属水，五脏为肾。

口型特征是"动"：可以通过拼读"chuī"来体会嘴唇的运动。单独发"chuī"时，上下唇先外凸，两唇再向两侧拉开收紧，舌体下落抵在下牙齿内侧，槽牙相对，在前面形成狭隙。气息从喉出，经舌面和唇间缓缓而出。

接上式。两手后移，轻贴在两腰眼，手心向里，手指自然向下，两眼轻闭。吸气以后，口吐吹音。吸气收腹，呼气放松。发音结束，自然呼吸以作调整（在吸气和自然呼吸时舌抵上腭，呼气发声时落舌），双手不动（图12、图12背）。

重复以上动作。共做六次。

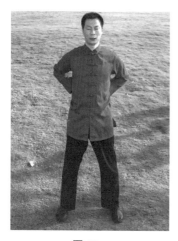
图 12

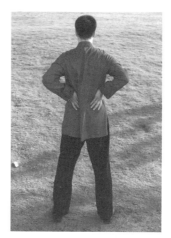
图 12 背

嘻字诀：五行属木，六腑为三焦。

口型特征是"笑"：嘴角放松，斜上提，槽牙上下平对，气息从槽牙间以及槽牙与舌两边的空隙中经过，缓缓而出。

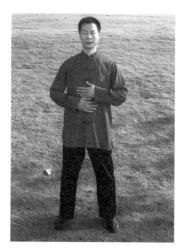

接上式。两手前移，不分男女统一左手在上、右手在下，置于胸腹部，手心向里，两眼轻闭。吸气以后，口吐嘻音。吸气收腹，呼气放松。发音结束，自然呼吸以作调整（在吸气和自然呼吸时舌抵上腭，呼气发声时落舌），两手不动（图 13）。

重复以上动作。共做六次。

图 13

75

收功：两手落于腹前，虎口交叉，叠于肚脐之上，男性左手在下，女性相反，舌抵上腭，两眼轻闭，自然呼吸，意守丹田，物我两忘（图14）。

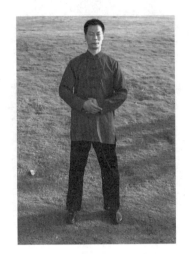

图14

然后，左脚收回并步，两手下落垂于体侧（图15）；两眼慢慢睁开，搓手浴面或轻轻拍打身体，活动四肢，恢复常态（图15附）。

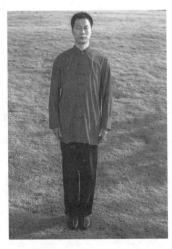

图15

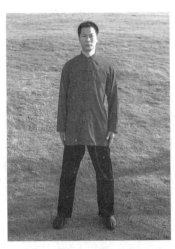

图15附

不同季节和节气的练习方法

六字气诀与五脏相关，又与四季相配，那不同的季节中是单练一个字诀还是六个都可以练呢？另外，到了季节的转换点——节气时，又该如何练功呢？古人说"四季常练嘘、八节不易吹"，这句话又是什么意思呢？

就上述问题，我专门请教了六字气诀专家镇江的丁秋波老师，丁老师说，这是因为人之肝火易动，故可以四季长练嘘字诀以泻肝火。

丁老师认为，很多人对"八节不易吹"的理解是错误的，因为他们认为：人之肾精易亏，宜补不宜泻。故立春、立夏、立秋、立冬、春分、夏至、秋分、冬至八个节气不宜练吹字诀。

错在哪里呢？错在把"八节不易吹"变成了"八节不宜吹"。丁老师讲，古人的意思是强调在"八节"里要多练吹字诀；"不易"是"不要改变"的意思，即嘘要全年练，吹在八个节气都要练；庄子说："小惑易方，大惑易性"，意思是小的迷惑可以使人弄错方向，大的迷惑能够使人丧失本性，要是把"易"理解成"宜"，这不是大笑话吗？

所以，六字气诀四季皆可练习。另外，前人还总结出以下两种不同的练习方法。

第一，遇季加诀。即每日各练六字诀六次，逢春季每天加练嘘字诀三十六次，逢夏季每天加练呵字诀三十六次，逢秋季每天加练呬字诀三十六次，逢冬季每天加练吹字诀三十六次。

第二，每季只练一诀。即逢春季每天只练嘘字诀三十六次，逢夏季每天只练呵字诀三十六次，逢秋季每天只练呬字诀三十六次，逢冬季每天只练吹字诀三十六次。

六种吐气方法不但可以去热、风、烦、寒等邪气，还可以散出脏器的胀满、痛闷等气结，所以，六字气诀祛邪泻实。通俗地讲，它是一种主"泻"的功法，这就要求在练习时一定要处理好"泻"与"补"的关系，呼气发音为泻，吸气静心和自然呼吸为补，一泻一补，阴阳平衡，共同维持人体的健康。

七、呼吸之间，歌唱养生

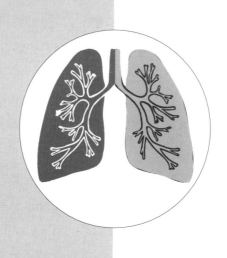

中国的声乐艺术源远流长，2000多年前的《韩非子》《史记》等著作中就有了关于声乐教学的记载，可见中国人对唱歌的重视。

静心、调息、养气和唱歌的结合

把静心、调息、养气的功夫和唱歌结合起来是中国人的一大创造。民国时期的戏曲名家们在上台之前，一般都会打坐调息，让全身血脉周流、气息通畅，然后再登台亮嗓。

据记载，著名的京剧演员杨小楼得闲时即静坐养气，为的是能够更好地发声唱戏；《梅兰芳艺术谭》中也专门论述了京剧大师梅兰芳锻炼呼吸的方法和事迹，以求得演唱时气息运用流畅、如线贯珠。

从声乐的角度来看，要想发出洪亮而有穿透力的声音，除了具备一定的嗓音条件外，良好的呼吸支持是必不可少的，气息是声音的关键。

唐代段安节所著的《乐府杂录》记载："善歌者，必先调其气，氤氲（yīn yūn）自脐间出，至喉乃噫（yī）其词，即分抗坠之音，既得其术，即可致遏（è）云响谷之妙也。"指出歌唱时要气出丹田、声分抗坠，如此歌声才能美妙。

所以，唱歌时的呼吸看似简单，实际上抽象而复杂，要达到发音纯正、吐字清晰、声区统一、音节均匀、气息饱满、音调准确、音域宽广、强弱自如、连音流畅、嗓音灵活的程度，就必须处理好发声、共鸣、行腔、五音、四呼、出声、归韵、收声等发音规律，而把握好这些要领，都离不开对呼吸的掌控。

发声原理

我们都知道，人的发声器大体是由声带（含假声带）、胸腔、喉腔、咽腔、口腔、鼻腔、头腔构成的。

简单的发声原理是：声带在气体的冲击下产生振动，然后声带振动发出声音，经过腹腔、胸腔、咽腔、喉腔、口腔、鼻腔、头腔的共鸣，便发出响亮和动听的声音。

音质、音色和演唱能力，都是由共鸣腔体调节出的不同结果，要做到自如调节共鸣腔体，必须经过严格、正规的训练。

比如，戏曲界的演员吊嗓子，要边走边唱，就像散步一样，始终保持着松弛自如的姿态，注意使声音共鸣保持在准确位置，行腔运气保持长久稳定，不是仅把力量用在喉咙处，而是全身都在运动，有时候吊嗓子持续几个小时也不会觉得喉咙疲劳不堪，说话的声音仍然明亮。为什么能做到这一点呢？这就是因为发声时腔体形成了合理的共鸣，声音才悠长、浑厚；而要发出正确的声音，就必须合理运用发声器官，使气息循线而行；身体姿势和发声要配合协调，以利于气息呼出。

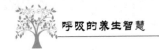

唱歌时的"气沉丹田"

古人有"气为声之本，气乃音之帅"的说法。清代王德晖、徐沅征共著的《顾误录》中说："度曲得四声之是，而其要领，在于养气。"此"气"既是指呼吸之气，又是指丹田之气。

从上面这些记载可以知道，中国人很早就对呼吸与歌唱之间的关系有了很深刻的认识。

在歌唱时，很多人都听过这么一句要领："气沉丹田"。打太极拳的时候也有"气沉丹田"的要求，这是一回事吗？

"气沉丹田"，顾名思义，就是要把气沉到丹田，此处特指下丹田。这并不是说要吸一口气一直到丹田里来，而是指腹式呼吸的方式，用这种方式呼吸，腹部就会在运动，给人的感觉就好像是气落到了丹田，又从丹田出来，所以才叫"气沉丹田"。

我们要明确一点，平时说话和唱歌的发声系统是有所区别的。简单来讲，我们正常说话的时候比较少用到胸腹的力，主要靠喉头的震动发声；而唱歌的时候主要发力点在胸腹（或腰腹）部位，所以人们习惯性把涉及腹部的用力叫作"丹田发力"。

举个例子说明，发"一"并拉长音，你会发现脖子以下没有震动感，主要是喉咙位置在震动，这就是典型的喉咙发声。

发"哈"并拉长音，你会感觉到震动下移到胸腔甚至肚脐位置，这就是胸腹发力的感觉。

　　把两者结合起来，用"哈"的用力方式发出"一"的音，会感觉比原先喉咙发出来的声音更加饱和、更有力度、更有共鸣。

　　这是因为我们使用了更好的发声方式，用胸腹的力量推动气息经过声带发声，气息经过的部位都相当于一个共鸣箱，犹如音箱的效果，自然声音就动听多了。

　　那如何培养唱歌时胸腹发力的感觉呢？

　　唱歌吸气时，不仅肚子前面会微微地鼓起来，最重要的是腰两侧也要有一种扩张的感觉，整个腹部就像一个游泳圈一样鼓鼓的向外扩。

　　然后是重点：呼气，呼气时也要保持住吸气时气沉丹田的感觉，也就是说我们唱歌的时候，腰两侧要有一种往外扩张的感觉才可以，尤其是在唱高音的时候更要往外扩张，这就形成了一股往外的劲，歌唱不好，就是你没有用好这股劲。

　　歌唱界衡量一个人唱歌时是否用上了"丹田气"，往往采用这样的方法：在发声时将两手自掐两肋，如果出声的同时两肋发胀，即是用上了"丹田气"。

　　我们都知道，随着吸气，两肺扩张，胸腔扩大，这时候横膈膜下降，内脏会受到挤压。在唱歌的时候，要保持住横膈膜的位置，使内脏保持受压迫的状态。这种感觉，就是腹部用力的感觉，也就是人们通常说的"丹田发力"。

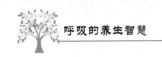

唱歌时"三丹田"的支撑

我们经常说"天有三宝日、月、星，地有三宝水、火、风，人有三宝精、气、神"。"精、气、神"分别对应着"下丹田、中丹田、上丹田"，其实练歌和练功一样，都会用到三丹田。比如，有人说唱歌时歌声要往下走，有人说要往上走，声音到底要往哪里去呢？

通俗说，唱歌是"气息往下，声音往上"，但是大家注意，气息往下走只是一个比喻，唱歌的时候气息绝对是往上的。

"气息往下，声音往上"，这么说是老师为了让学生便于理解和能够保持横膈膜的相对稳定而打的一个比喻而已。

每个人都有自己的音域，发低音是胸腔位置用力多一些，发高音是头顶的共鸣腔主要在发挥作用。因此，很多人唱歌时的发声位置是不同的，这样的结果就是有的声音会非常低沉、厚实、有力度，有的声音从头腔的共鸣位置发出来会比较高亢、激昂。

所以，在唱歌的时候，腹部（下丹田）、胸部（中丹田）、头部（上丹田）三个支撑点是融为一体、缺一不可的，把这三个部位打通了，用好了力，唱歌时喉咙就不累了。喉咙累不累可以作为判断一个人会不会唱歌的标准之一。

　　说到这里，大家应该意识到，胸腹特别是腹部（或者腰腹部）发力在歌唱中的重要性，在太极拳练习中也是如此。

　　在《八段锦养生智慧》这本书中，我们讲到了盆腔，不管对男性来讲还是对女性来说，盆腔都是生儿育女的基地，"精"就藏在盆腔，盆腔是生命的能源基地。

　　道教提倡炼精化气、炼气化神、炼神还虚，是按照"精→气→神"的顺序由下而上、逆流向上的。首先练的就是"肾精""肾水之精"，然后让肾水逆流而上，最后精化为气、气化为神。

　　中医讲：腰为肾之府。腰与肾紧密相连，不管是唱歌还是练习太极拳，在腰腹开合、发力、转动等过程中，都起到了强肾的作用。肾精充足，就是人体的能量充足，就是人体这座大厦的基础打得深、打得牢，然后才能气足、神旺。

　　所以，歌唱家多长寿。经常练习太极拳的人也大多神采奕奕、精神旺盛。

科学标准与传统文化之间的关系

歌唱时一般采用顺腹式呼吸，练习太极拳一般采用逆腹式呼吸，不论是顺还是逆，都属于腹式呼吸，都体现了腰腹的运动，增强了肾的功能，培补了人体元气。道教养生认为，丹田是"性命之祖""生气之源""五脏六腑之本""十二经之根""阴阳之会""呼吸之门""水火交会之乡""藏精之府"，正是因为丹田的作用之大、名声之广，久而久之，产生了"气沉丹田""丹田呼吸""拳式呼吸""丹田发力"等诸多说法和概念。

如何用现代科学标准评价中国传统文化，是当前学术界比较关注的一个话题。概念是思维的基本要素，正确的概念定义方法是科学的一个基本要求。但中国传统文化中常用的描述性定义，并不是简单、清晰地概括出一类事物的普遍本质，而是描述其某一方面的特征或是用具体事件来阐述概念。比如，气是中国古代文化中一个重要概念。许多古代思想家对气的作用进行了描述，但是没有对气的来源、结构等做进一步的探讨。"丹田呼吸""丹田发力""气沉丹田"等说法也是一种描述性定义，我认为这种描述性定义是一种个人感觉、一种传统文化，是人们约定俗成、易于理解的一种描述。

在科学发展如此昌明的今天，我们要尽量把现代科学和传统文化之间的隔阂打通，即使暂时打不通，也要对这两者之间的关系有清晰的认识。从人体的生理结构及生理规律来看，呼吸功能只存在于人体呼吸系统；力量来自肌肉收缩。

"三丹田"动作导引歌唱法

我们再回到歌唱与呼吸的关系问题上，既然唱歌时的呼吸有这么多好处，那怎么样才能把它练好呢？有没有一个方法把唱歌和健身结合起来呢，既抒发胸臆、陶冶情操，又固本培元、宣导气血？

答案是可以的。我们可以按照"三丹田"的位置进行锻炼，把呼吸配合、发声吐音和身体动作结合在一起。

（1）下丹田：动作以腿部、臀部、腰腹部为主。

第一，腿部动作配合歌唱。

两脚分开，与肩同宽，两膝微屈，自然站立，脚趾微微用力抓地，身体放松，头正颈直，目光平视（图16）；两手收在腰间，手心向内，手指向下（图17）。

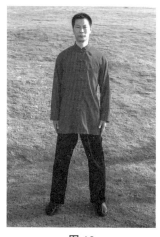

图16

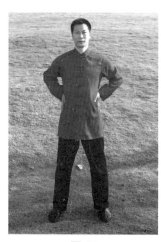

图17

在做动作之前，先以顺腹式呼吸的方式深吸气，让小腹向外鼓胀，然后再配合动作呼气发声，发声的同时还要继续保持腰腹部位的向外扩张。以"明月几时有"这句歌词为例（以下动作如果没有特别说明，要求如上）。

先唱第一个字"明"，唱的同时身体下坐，两膝弯曲（幅度可大可小，根据自身条件灵活选择），两手沿着两腿外侧向下伸展至手臂伸直(图18、图18附)。

然后起身吸气，再唱第二个字。以此类推。

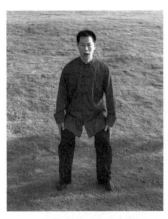

图18

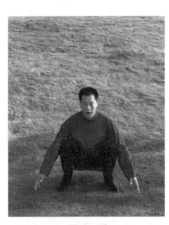

图18附

第二，臀部动作配合歌唱。

两脚分开，与肩同宽，两膝弯曲，身体前俯45°，两手放在大腿上，头部与背部成一条斜线，目视前下方（图19）。

先唱第一个字"明"。头部和躯干保持不动，在发声的同时臀部慢慢用力向左扭动至最大限度，注意动作和发声要协调配合好，一起开始，一起结束（图20）。

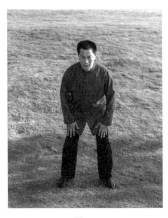 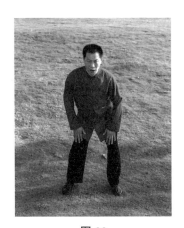

图 19   图 20

臀部还原到中间时配合吸气，然后再唱第二个字，同时反方向摆动臀部。以此类推。

第三，腰腹动作配合歌唱。

两脚分开，与肩同宽，两膝微屈，身体中正，目光平视，两手分开，扶按在体侧，手指向前（图 21）。

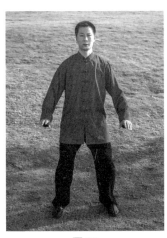

图 21

吸气收腹，肚脐尽量向后顶，臀部尽量向前收，肚脐处收紧，感觉能够夹住一部平放的手机（图22）。

呼气发声，同时腰椎从下往上形成一个波浪式运动（图23~图25）。

吸气的同时身体还原，再唱第二个字。以此类推。

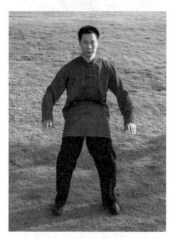

图22

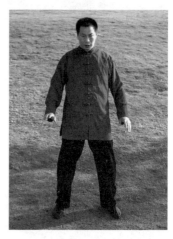

图23

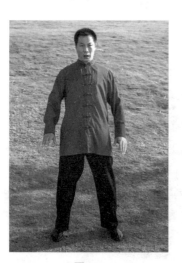

图24

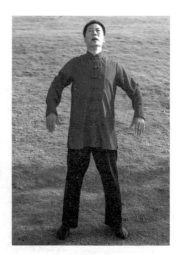

图25

（2）中丹田：动作以肩部、胸部、手臂、背部为主。

第一，肩部动作配合歌唱。

两脚分开，与肩同宽，两膝微屈，身体中正，目光平视，两手自然垂于体侧（图 26）。

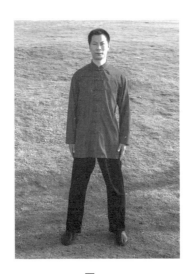

图 26

吸气以后，随着呼气，以胸口正中为支点，两肩放松，前后摇摆，同时唱"明"字，注意声音要悠长，前后摆动要松、快、平，摆动幅度不宜过大（图 27、图 28）。

然后吸气，按上述要求唱第二个字。以此类推。

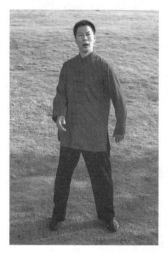

图 27

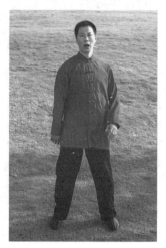

图 28

第二，胸部动作配合歌唱。

两脚分开，与肩同宽，两膝微屈，身体中正，目光平视，两臂屈肘抬至肩前，手指相对，手臂与肩同高、与地面平行(图 29)。

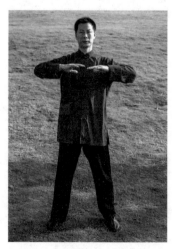

图 29

吸气以后，随着呼气，两
肘尽量向两侧打开，同时唱
"明"字，两肘尽量向后扩张，
两臂保持水平（图30）。

吸气的同时手臂还原，然
后按上述要求唱第二个字。
以此类推。

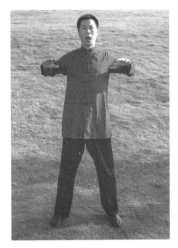

图30

第三，手臂动作配合歌唱。

两脚分开，与肩同宽，两膝微屈，身体中正，目光平视，两
臂屈肘，肘尖下垂，上臂与前臂夹紧，两手立于肩侧，手心向
外，手指向上（图31）。

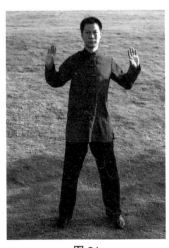

图31

吸气以后，随着呼气，两臂由屈到直，然后两腕由立到平，同时唱"明"字，注意要体会到力达指尖的感觉（图32、图33）。

吸气的同时屈臂收回，按上述要求再唱第二个字。以此类推。

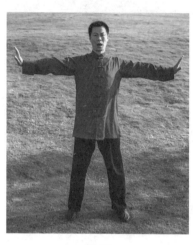

图32

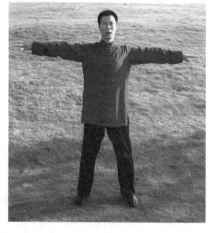

图33

第四，背部动作配合歌唱。

两脚一前一后站立，两脚间纵向和横向距离都同肩宽，两膝自然伸直，身体中正，目光平视，两臂自然垂于体侧（图34）。

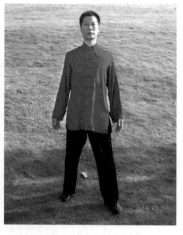

图34

随着吸气，扩胸展肩，肩胛骨收紧（图35、图35侧）；随着呼气，两膝微屈，同时肩胛骨向两侧打开，两肩内合，同时唱"明"字（图36、图36侧）。

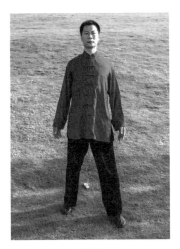

图 35

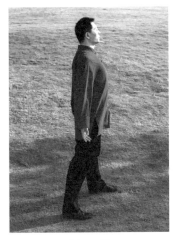

图 35 侧

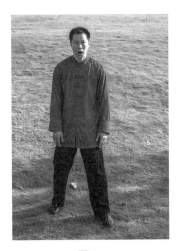

图 36

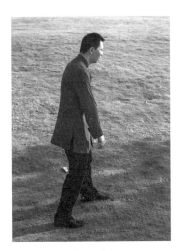

图 36 侧

吸气的同时身体放松还原，按上述要求再唱第二个字。以此
类推。

（3）上丹田：动作以眼睛、嘴唇为主。

第一，眼睛动作配合歌唱。

两脚分开，与肩同宽，两膝微屈，身体中正，目光平视，一
臂自然垂于体侧，另一臂屈肘置于体前，轻握拳，食指自然伸
直，指尖与鼻尖同高（图37）。

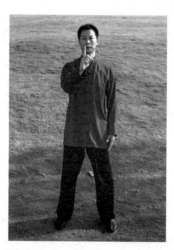

图37

吸气以后，随着呼气，左手食指尖划向头部的左上方，头部
保持不动，眼随手动，同时唱"明"字（图38）。

然后吸气，手指不动，随着呼气唱歌，手指划向右上方，眼
随手动（图39）。

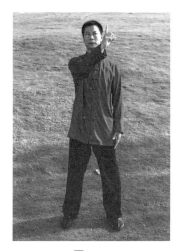

图 38

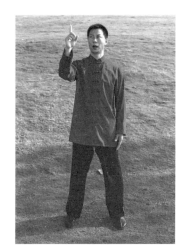

图 39

　　按照上述步骤，手指依次划向左下方、右下方、正上方、正下方（图 40~ 图 43）。

　　再以此类推，重复练习。

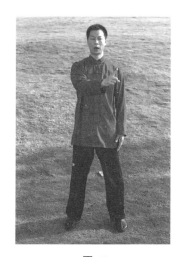

图 40

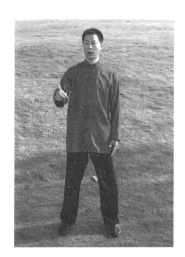

图 41

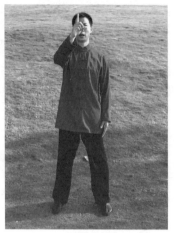

图 42

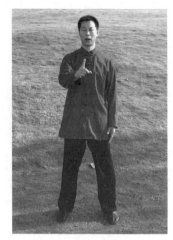

图 43

第二，嘴唇动作配合歌唱。

两脚分开，与肩同宽，两膝微屈，身体中正，目光平视，两臂自然垂于体侧。

吸气以后，随着呼气，嘴唇快速抖动（这在声乐中叫作"唇颤"练习），就像小孩子经常玩的"吹嘴唇"一样，同时唱"明"字（虽然听不出来，但是要有意识地去发音；图 44）。

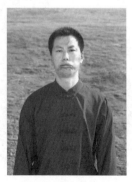

图 44

然后吸气，按照上述方法依次吹唇发声。

上述这些练习的目的是帮助我们形成腹腔共鸣、胸腔共鸣和头腔共鸣，正好对应着人体下、中、上丹田。

在练习过程中还有几点要注意：

第一，发声可长可短。如唱"明"字，可随着快速动作短促发声，也可随着缓慢动作悠长发声。

第二，可唱单字，也可以唱完整句子，建议先单字，随着气息运用的日益熟练，过渡到唱完整句子。

第三，上述动作练习的目的是为了更好地锻炼呼吸在歌唱中的应用，在正式演唱时只需正常站立，无需过度附加动作。

唱歌和前面所讲的"六字气诀"很有相通之处，都是让人在精神高度集中的状态下，杂念全无，姿势端正，运用腹式呼吸，发出各种长短高低不同的声音，对调节情志、按摩脏腑、宣导气血具有良好作用。注意，六字气诀用逆腹式呼吸，而唱歌用顺腹式呼吸。

身体的协调共振

  每时每刻，人身上所有的细胞都在做"共振"运动，一个健康的人体，各器官之间的共振肯定是协调的，当各器官之间的振动不协调了，也就是人生病的时候。

  在《八段锦养生智慧》这本书中，我们讲到了"橐龠（tuó yuè）"，《道德经》说天地之间犹如"橐龠"，橐龠就是"风箱"的意思，根据中国哲学"天人同构"的理论，人体也是一个宇宙，是一个小宇宙，所以人体也是一个"风箱"。

  三个共鸣腔就构成了人体这个大风箱，借助于呼吸，声音以声波的形式传递到大脑皮质，大脑感受到这种优美的旋律，就会产生良好的心理感受，然后转化成良性的生理反应，使人进入到放松入静的状态、忘我的状态，调整人的心理和生理都达到一个最佳功能态。

  现代医学在临床治疗上有这样的成功病例，通过让患者唱歌来治疗咽喉炎、气管炎、哮喘病等，常常会收到药物治疗所达不到的效果。

  推而广之，万物皆在振动，即使是一颗坚硬的金刚石，在微观世界中，它的粒子、电子、夸克等也都在不停地振动。宇宙万物，没有绝对的静止状态。人类由于器官感知能力的局限，只能感受到大自然中极少的一部分"振动"现象，其中我们最为熟悉的就是无时不在的"声音"了。

现代科学尝试从物理学和生物学角度来研究声波对人体的影响，根据"生物共振"原理，歌唱时声音的共振对脏腑、大脑，甚至我们的意识会产生什么样的影响，是一个值得深入研究的问题。

排结石的意外收获

另外，如果我们把练习太极拳、八段锦等叫作练功，那练功和练歌是相辅相成的，练功时的深长呼吸可以放松喉部舌根的肌肉，令肌肉松弛，声音圆润动听。同样，练歌就是在练气息，气息控制得当，在练功的时候借鉴运用，可以让身、息、心更好地融为一体，促进练功水平的提升。

我在指导学生练习的实践中还发现，保持唱歌时的这种腰腹用力的呼吸方法，配合一些肢体动作和自我按摩手法，还具有较顺利地自动排出体内结石的作用。

现在一些医院泌尿科的医护人员专门发明了"排石操"，帮助病人排出体内结石。因为对于小尺寸结石来说，原本就有50%左右的自动排出可能，可以通过大量喝水、适量运动促进排出。

根据以上原理，我指导一位有肾结石的学生在呼吸时保持住腰腹用力外撑的感觉，再配合颠足、转体、单脚跳等动作，大约一个小时就比较顺利地排出了结石。当然结石的情况比较复杂，本方法需要在医生全面评估病情的前提下有选择性地使用。

呼吸和声音之间的联系非常紧密，唱歌、六字气诀（古代也称为六字气、六气诀，现代一般称为六字诀）都是在呼气的同时发声，从这一点入手进行探究，还可以发掘出更多健身养生的方法，挖掘出更多道理。

八、跑步，一个「修道」的过程

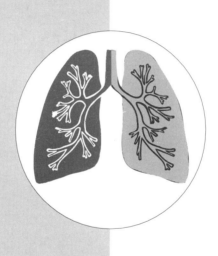

在道教中，学道修行，求得真我，叫作「修真」，俗称「修道」。

在道教中，学道修行，求得真我，叫作"修真"，俗称"修道"。

此处的"跑步"特指"长距离跑步"，如半程马拉松、全程马拉松等。

既然把"跑步"和"修道"相提并论，那它们之间肯定有很多相通之处，下面我们一一进行分析。

跑步时的心理活动

跑步的动作很单调，周期性重复，和打坐姿势的性质很相似，都比较枯燥，但看起来枯燥的动作才可以磨炼心志，降服心猿意马。

就像《天龙八部》小说里，扫地老僧的武功最高，在佛教中"扫地"有特别的含义，既是打扫地面，又是清静心地，在日复一日的单调动作中，浮躁的心容易慢慢平静下来。

禅宗的达摩祖师说要达到"外息诸缘、内心无喘"的地步，才能"入道"，"外息诸缘"的意思是断除外界的一切诱惑，"内心无喘"是内心连喘气一样的波动都没有了，这时候就可以走进"道"的门槛了。

跑步也是这样，要想跑得远，就一定要节省能量使用，怎么把能量的使用降到最低程度呢？能量的消耗主要是在"妄念"上，心如止水、不生妄念，就能最大限度地减少大脑能量的支出。

跑起来的时候，肯定不能东瞅瞅西瞧瞧，也不能竖起耳朵来到处听，跑起来了就要一心一意，神不外驰，把注意力集中在呼吸上，这样心就慢慢静下来了。

所以，跑步时的心理活动和修道的要求是一样的。

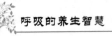

跑步时的姿势、动作

跑步时要最低限度地消耗能量，细水长流，这样在长跑的过程中能量用得更持久。

首先，两臂的摆动幅度不能太大，前不露肘、后不露手。这一点大家容易理解，看一看百米赛跑选手和马拉松选手的摆臂姿势就明白了。

两手可以采用轻轻"握固"的姿势，好像手里握住了一个东西，保持手腕、手掌的稳定。另外握固还有特别的含义，见《八段锦养生智慧》，此处不赘述。

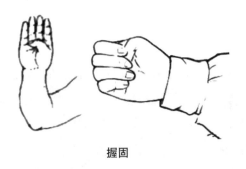

握固

其次，两腿的摆动要最省力，怎么能做到这一点呢？

身体要前倾，我们都有这样的体会，当身体前倾到一定程度的时候，两腿自然而然地就会抬起来向前迈步以维持身体的平衡。

106

在跑步的过程中，要注意身体前倾的幅度，要以身体重心稍微落在脚前为宜；并始终保持髋关节的水平，在两腿、两臂摆动的过程中，以髋关节和脊柱为轴，带动四肢放松摆动。

在周而复始的腿部动作中，始终保持这样的身体姿势，两腿就会很轻松、很自然地向前划圆跑动。

那腿脚的负担怎么能最低呢？大家都知道，在跑步中膝关节和踝关节会受到冲击，它们的负担会比较重。当体重的冲击集中在一个点上和一个面上时，肯定是面上的受力更均匀，所以，全脚掌着地能最大限度地减轻冲击。

一般修道的坐姿要求是含胸拔背、沉肩坠肘、下颌内收、目光内含，跑步时也要保持同样的要求，躯干放松、肩臂放松，头正颈直，头顶正中有向上顶起之意，双肩下沉，这就使得脊柱向上伸展，躯干内部尽量打开，同时收敛眼神以使注意力集中。

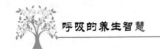

跑步时的呼吸

跑步的人都知道呼吸是提高运动成绩的关键，什么样的呼吸方式最合适呢？

首先来分析一下呼吸所要达到的目的，一是有助于静心，以使注意力集中，二是能够满足身体对氧气的需要。也就是说，呼吸是为"身"和"心"提供能量的。

一般来说，呼吸节奏是每 2～3 步一呼、每 2～3 步一吸，并保持呼吸均匀，这样跑起来才会感到轻快。通常情况下，跑步时呼吸方法有两种：一种是只用鼻子呼吸，另一种是口鼻一起呼吸。

在呼吸节奏相对固定的情况下，重点就是呼吸的深度。

"修道"时要舌抵上腭、鼻吸鼻呼，那跑步时应该是鼻吸鼻呼，还是口鼻呼吸呢？

在 1904 年的时候，丹麦科学家 Christian Bohr 发现了 pH 值或 H+（氢离子）浓度和 CO_2（二氧化碳）分压的变化对血红蛋白结合氧能力的影响，提出了"波尔效应"。

简单地说，波尔效应就是：二氧化碳浓度增加，细胞内的 pH 值降低，引起红细胞内血红蛋白氧亲和力下降，使血红蛋白释放氧气，从而为细胞补充氧气，增加细胞的活跃度。

现代女性都喜欢做面膜，有一种"碳酸面膜"颇受青睐，就

108

是根据波尔效应发明出来的，原理是高浓度二氧化碳能有效地被皮肤吸收，迅速渗进皮肤底层，并到达血管，红血球将大量产生的氧气运输到皮肤深层细胞，当皮肤接收到大量氧气后，细胞会更加活跃从而加速自身修复及促进胶原蛋白合成。

这和跑步有什么关系呢？跑步时经常出现的"过度换气综合症"，就是由过快或者过深的呼吸所造成的，当跑者在跑步过程中误以为自己缺氧，加快呼吸，但其实动脉血管中的氧供应仍然正常，只是二氧化碳的含量过低，导致血管收缩，同时因为波尔效应的影响，让人体对重要器官的输氧量减少，会导致身体排出过多的二氧化碳，引发呼吸性碱中毒。这时的血液 pH 值过高，影响了神经系统的正常放电生理过程，有些运动员会感到手、足、唇等部位麻痹或者有轻微的叮咬感、口齿不清、晕眩、胸痛、心跳加速、手脚冰冷、表情紧张等。患者越紧张，呼吸越快，症状就越严重，甚至晕厥。

所以，跑步时不要用嘴巴呼吸，而应该用逆腹式呼吸，鼻吸鼻呼，并保持舌抵上腭。

在国内运动型猝死的研究报道中，有部分病例表明，运动者心脏没有发生器质性病变和异常，死因可能是运动负荷超出其承受范围，心脏循环系统需要的血液量和需氧量突增，而供给量却相对减少。在这种血氧供不应求的状态下，运动者的心肌会出现急性缺血、心脏停搏和脑血中断，进而发生运动性心脏猝死和脑性猝死。例如，神经系统缺氧会导致头痛头晕、暴躁易怒、神智障碍，以至于昏迷；心血管系统缺氧会导致心肌缺血，严重的会出现心脏骤停、心力衰竭；呼吸系统缺氧会导致呼吸衰竭、呼吸停止等。

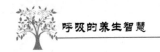

鼻吸鼻呼会降低血氧饱和度吗?

有人可能会问,鼻吸鼻呼会不会降低血氧饱和度?

在新冠肺炎疫情中,氧饱和度成为监测病情的重要生命体征之一,受到了全社会的普遍重视。

2020 年 3 月 3 日国家卫健委公布《新型冠状病毒诊疗方案(试行第七版)》,其中第六条规定,在静息状态下,指氧(采用指夹式仪器测量)饱和度≤93%即被认为是"重度"新冠肺炎患者。

什么叫血氧饱和度呢?简单地说即血液中血氧的浓度,在人体血液中,被氧结合的氧合血红蛋白的容量占全部可结合的血红蛋白容量的百分比就是血氧饱和度,也是医学界最新确立的衡量人体健康与否的指标。

在非高原地区,正常人的血氧饱和度是 95%以上到 99%,如低于 95%则需要谨慎观察。所以,血氧水平是一个人综合身体素质的反应,氧饱和度要在 95%以上才是人体的正常水平,93%以下则属于严重缺氧。

从这里大家可以明白一个基本的医学道理,我们平常人的血氧饱和度都处在一个正常范围内,并不会因为参加剧烈运动而导致它的下降。

所以，用嘴呼吸并不会提高血氧饱和度，就像往一个盛满了水的杯子里再倒水，杯子里的水也不会增加一样。

同样道理，用鼻子呼吸也不会降低血氧饱和度。

既然血氧饱和度很正常，为什么总感觉疲劳呢？不是血液中氧气不够，而是血液中的氧气不能被充分地送到肌肉、组织和脑部。

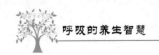

全程鼻吸鼻呼，加强屏息训练

提高马拉松成绩的关键是加强心肺功能锻炼，增强呼吸能力和血液运输能力。

如何增强呢？在跑步的整个过程中，坚持鼻吸鼻呼，并要做到"细、匀、深、长"的程度，同时始终舌抵上腭，舌头堵住了口腔，不用嘴巴来呼吸。

如果气温较低或顶风跑步，用鼻呼吸还可以使进入肺部的气体被鼻毛和鼻黏膜加温加湿，从而避免吸入的尘埃、细菌引起咳嗽、气管炎、腹痛（人们常说的岔气）、胃寒等疾病。

在跑步中运用逆腹式呼吸，以加大横膈肌的运动幅度、增强腹压，使呼吸变得深长。同时，鼻吸鼻呼可以使呼吸细匀，而每2～3步的一呼或一吸，使呼吸过程变为"吸、停、呼、停"，增加了屏息的阶段。

屏息可以增强横膈肌的力量，增加二氧化碳浓度，然后产生波尔效应，提高了人体供应氧、利用氧的能力，从而提高运动成绩。

跑者可以专门进行"屏息"练习，以增强身体机能和运动能力。屏息训练不光可以用在跑步中，在后面提到的瑜伽调息中更是被广泛应用。屏息在中国传统锻炼、唱歌、健身等方面也都发挥了较好的作用，因此，有兴趣的朋友要多加留意，并有意识地加强对屏息的训练和应用。

大家看，跑步时的呼吸和"修道"时的呼吸是不是一样的要求？！

跑步的高峰体验

为什么跑步会上瘾？因为跑步能给人带来愉悦，追求美好的感受是人的本能天性，跑步上瘾的原因就在于跑者在追求这种愉悦，这种愉悦一般被称为"高峰体验"。

通常对高峰体验是这样描述的：在跑到一定阶段时，感受到一种发自心灵深处的颤栗、欣快、满足、超然的情绪体验，似乎忘却了自我、忘却了存在，时间和空间消融在一起，没有边界，四周只有一片纯净的虚空，深邃而神秘，这时，一种像海潮般的愉悦和满足感从遥远的心灵深处释放、溢出、扩展，品尝到生命融入永恒与无限的感觉。

不跑步的人可能很难理解这一点，就像不打坐的人也很难理解和尚、道士每日枯坐，难道他们不难受吗？当然不难受，相反，打坐的人进入禅悦的境界，享受到难以言说的喜悦。这一点，我们在儒、释、道三家的调息部分会有所说明，此处不赘述。

从修道的角度来看，跑步是一个内观的过程，一个收视返听、感知自身的过程。

跑步时的平心静气，使跑步变成了一个"修道"的过程，动中求静，在静定中，"离生喜乐"，佛教认为初禅时的喜分小喜、刹那喜、继起喜、踊跃喜、遍满喜五种。小喜，谓喜乐令人身上的毫毛竖立。刹那喜，喜乐倏然而生，有如电光突闪。继起喜，喜乐如海岸的波浪一浪接一浪来来去去。踊跃喜，喜乐之大令人喜不自禁，手舞足蹈，甚至跃上空中。遍满喜，喜乐充满全身，有如吹涨了的气泡，如山涧充满了流水。

这五种喜正是跑步时高峰体验的感觉。

这里需要说明的是，不只是跑步时会产生高峰体验，在游泳、打太极拳、爬山等运动的过程中也会迎来高峰体验。特别是打太极拳、练八段锦等养生功法时，因为这类运动强调和倡导外动内静、动静相间，更容易让练习者体会到高峰体验。

根据以上心理活动、姿势动作、呼吸、高峰体验等几个方面，透过跑步的表面，看到跑步的实质，这就是一个"修道"的过程。

在这个过程中，起核心作用的是"呼吸"，缓慢、均匀、细长的鼻吸鼻呼，吸、停、呼、停的逆腹式呼吸方式，可以让人跑得更远、更快、更愉悦，在跑步中，在"修道"中，身心焕然一新，仿佛得到重生；很多跑者说越跑越爱跑，而且不知不觉间改掉了很多不好的生活习惯，生命变得更加充实；其道理就在，"跑步即修道"。

九、「吸、吸、呼」呼吸法

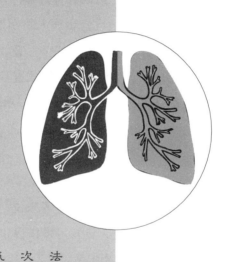

顾名思义，「吸、吸、呼」呼吸法就是在一个呼吸周期内，将原本一次的吸气改为「吸、再吸」的两次吸气，同时保持呼气不变。前面我们介绍了「吸、停、吸、呼」的内养功双补法，与此既有相同之处，又有所不同，希望练习者注意体会。

"吸、吸、呼"的练习方法

"吸、吸、呼"呼吸法由已故的郭林老师传授，在社会上广为流传，很多人以为这种方法只适合于病人特别是肿瘤病人习练，其实不然，因为在具体练习过程中，"吸、吸、呼"具有多种练习形式，健康人群完全可以按照下面的形式进行练习，以达到固本培元、升发阳气的效果；当然，年老体衰、慢性病人更可以按照这种形式进行练习，以增强自身免疫力、提高体力、延缓衰老。

在后面章节谈到"佛教调息"的部分时，我们会讲到"风、喘、气、息"四种不同的鼻息形式，对修行者来说，采用"息相"是最理想的。但是对于广大的锻炼者来说，采用"风相"也就是"风呼吸法"更简便易行，更有可操作性和针对性。

这里所谓的"风呼吸法"，要求鼻吸鼻呼，略带气息声，声音要轻，以别人听不到、自己刚能听到为度。这一点需要特别注意，同时，这一点也是在练习太极拳、八段锦等动功时常用的呼吸方法。

我们在前面的章节讲到了"呼吸"和"阴阳"的对应关系，《黄帝内经》上说阳气就像天上的太阳，有了阳气万物才可以生长，而"吸气"又对应"阳"，对年老体衰、慢性病人来说，他们正是因为阳气不足才导致健康状况不良，所以要多补阳气。

怎么补呢？可以采用"吸、吸、呼"的呼吸方法，鼻吸鼻呼，将呼吸和走路散步结合起来，一步配合"吸、吸"，一步配合"呼气"，呼吸之间自然停顿；可采用顺腹式呼吸，也可以采用逆腹式呼吸，依据个人习惯而定。

在下肢迈步的时候，上肢要随之左右摆动。整个练习过程可以分为两大部分：首先两脚开步站立，然后左脚迈步开始练习，再回到两脚开步站立的姿势，然后再从右脚迈步开始练习，最后再回到开步站立。这两部分的练习时间要大致相等。

郭林老师把这种行进间的呼吸法称为"慢步行功"，要求做到"圆、软、远"：圆的意思是关节圆活不僵直；软的意思是动作柔和放松；远的意思是目光平视远方，不低头、不仰头。

具体练习方法如下：

第一，两脚开步，两手腹前平放，两脚、两手均与肩同宽，两手手心向下、与肚脐同高；头正颈直，身体放松，沉肩坠肘，松腰松胯；舌抵上腭，目光平视（图45）。

第二，左脚上步，脚后跟、脚掌依次着地，同时吸气、再吸气；保持目光平视，两手向左摆动，手心向下，手指朝左前方，右手摆至肚脐前，注意不要超过肚脐（图46）。

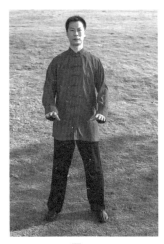

图45

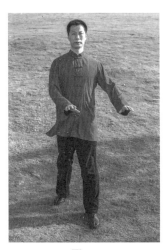

图46

第三，左脚落实以后，右脚上步，脚后跟、脚掌依次着地，同时呼气；两手向右摆动，手心向下，手指朝右前方，左手摆至肚脐前，注意不要超过肚脐；同时头部向右平转 90°，保持目光平视（图 47）。

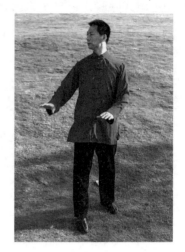

图 47

第四，左脚、右脚交替上步，要求同上；可直走，也可转圈走；直至两脚开步站立，然后换右脚先上步，在左脚上步的同时头部向左平转 90°，路线及步数与前相同。

第五，结束时，两脚开步站立，与肩同宽，两手虎口交叉，男性左手在下，女性右手在下，叠于肚脐之上，闭目静养，自然呼吸（图 48）。稍停，两手先顺时针后逆时针揉按肚脐，揉按时要缓缓用力，再把两手搓热，以手浴面，用掌心劳宫穴贴近眼睛以熨目；最后，睁开眼睛，恢复常态。

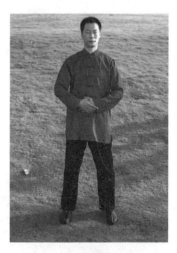

图 48

"转头"和"两次吸气"的科学原理

为什么要转头呢？郭林老师说"调动二蹻转天柱"。"转天柱"就是转头左顾右盼的意思，可以刺激大椎穴以升发人体的阳气，关于大椎穴的一些知识请参阅《八段锦养生智慧》和《二十四节气导引》。也就是说，"转头"与"吸、吸、呼"都有振奋阳气的效果。

从生理学的角度来看，转头可以牵动颈动脉体，颈动脉体（靠近颈部两侧的大血管）含有专门的细胞来感应血液中的氧气含量。1938 年的诺贝尔生理学或医学奖授予了 Corneille Heymans，其获奖理由就是：发现了颈动脉体如何感知血氧，从而直接与大脑交流来控制呼吸频率。所以"两步一转头"可以增加吸氧量。

"二蹻"指的是奇经八脉中的"阴蹻脉"和"阳蹻脉"，阴蹻脉和阳蹻脉循行于下肢，正好与"行步"的动作相配。

为什么要两次吸气呢？

20 世纪 90 年代，威廉·凯林（William G. Kaelin Jr，美国癌症学家）和格雷格·塞门扎（Gregg L. Semenza，美国医学家）通过对低氧诱导因子 HIF-1 水平调节机制的深入研究，革命性地发现了细胞在分子水平上感受氧气的基本原理：在低氧条件下，许多细胞内 HIF-1 水平增加，HIF-1 是低氧相关基因的转录因子，能促进各种应对低氧的基因表达，在肿瘤发生、血管增殖、无氧代谢等细胞基本代谢调节中起核心作用。

2019 年诺贝尔生理学或医学奖授予了来自美英的三位科学家，除了上面两位还有彼得·拉特克利夫（Sir Peter J. Ratcliffe，英国医学家），获奖理由是"发现了细胞如何感知和适应氧气的可用性"。氧感受让细胞代谢能够适应不同的氧气水平，比如肌肉在剧烈运动的时候；氧感受对于胎儿发育也至关重要，它控制着正常的血管生成和胎盘发育。氧气调节机制在癌症中也扮演了重要角色。

我们常说慢跑是有氧运动，而"撸铁（指健身房里使用杠铃等器械的力量练习）"是无氧运动，指的就是不同类型的运动中肌肉获取能量的途径来自哪里，是有氧氧化还是无氧酵解。

在"撸铁"运动时，肌肉处于持续收缩状态中，肌肉强直收缩产生的压力阻止了肌肉血液供应，因而肌肉处于低氧水平。这时，通过有氧氧化来供应能量已经来不及，只能通过无氧酵解供能。

那肌肉细胞是如何感知到低氧水平，又是在氧水平低到什么程度才启动由有氧氧化到无氧酵解呢？

诺贝尔奖的研究成果就很好地回答了这个问题，这也是氧水平感应和适应性调节方面最容易让公众理解的例子之一。

氧调节机制在癌症中也具有重要作用。

我们知道，癌症最大的特征是生长失去正常限制，如果血管生长滞后，而癌细胞又无限制地快速生长，就会造成组织缺氧，甚至坏死。

癌症组织得以快速增生的一种保障机制就是，低氧可以有效刺激新生血管的快速形成，并重塑新陈代谢，从而保障癌细胞数量的快速增加，使癌症越到后期发展越快。

古人说：扬汤止沸不如釜底抽薪，如果能够开发出某种药物或者使用某种方法，改变癌症组织的氧感应机制，就可以有效抑制癌症组织新生血管的形成，从而抑制癌细胞的增殖和生长；甚至可以杀死癌细胞，治愈癌症。

所以，通过两次吸气可以最大限度地提升供氧量，让人体细胞处于活跃的健康水平，从而有效增强生命活力。

唐代的"服三五七九气法"

在平时走路的过程中，也可以用"吸、吸、呼"法进行锻炼。

身体姿势的要求同前面一样，这时不要求下肢的步频与呼吸频率相配合，保持正常步频，按照"吸、吸、呼"的节奏进行呼吸，把注意力集中在呼吸上即可。

在中国传统养生方法中，"多吸少呼法"一直以来流传广泛。历史上影响比较大的有"服三五七九气法"，此法出自唐代著名道士、道教茅山宗第十二代宗师司马承祯（646—735）的《服气精义论》一书。

"服三五七九气法"的原文如下：

徐徐以鼻微引气，纳之三，以口吐死气，久久便三气。次后引五气，以口一吐死气，久久便五气。次引七气，以口一吐死气，久久便七气。次引九气，以口一吐死气，久久便九气。因三五七九而并引之鼻，二十四气纳之，以口一吐死气，久久便二十四气。咽逆报之法，因从九数下到三，复顺引之咽，可九九八十一咽气而一吐之，以为节。此法以入气多、吐气少为妙。

"死气"即体内浊气。鼻吸口吐，尽力延长吸气次数和时间是这一类方法的一大特色，其目的和作用就在于多吸氧气、提升阳气。

　　具体练习方法：姿势随意，以舒适为宜。顺腹式或者逆腹式呼吸皆可。吸气—闭息—吸气—闭息—吸气—闭息……吐气。第一次吸气要少吸，然后稍停；每次闭息后的吸气，都要少吸，直到最后把气吸满，闭息而闭不住时，一次把气吐出来。整个吸、闭、呼的过程要随着练习时间的增加而慢慢延长，由五秒至十秒、二十秒、三十秒、一分钟、两分钟，等等。训练时，每一个小闭息的时间长了，则整体的闭息时间自然就延长了，整个的呼吸过程也会变得越来越慢。

　　刚开始练习时会不习惯，循序渐进，自然纯熟，呼吸之间也会越来越顺畅。

十、『吸、呼、呼』呼吸法

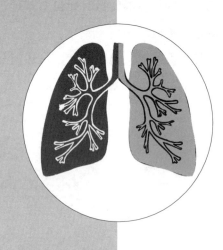

与『吸、吸、呼』呼吸法相反，『吸、呼、呼』呼吸法，即吸气以后，将原本一次的呼气过程变为『呼气、再呼气』的两次呼气过程。

腹部肌肉的构成及作用

为了更好地了解这种呼吸法的原理、作用等，我们先看一下腹部的肌肉构成及其作用。

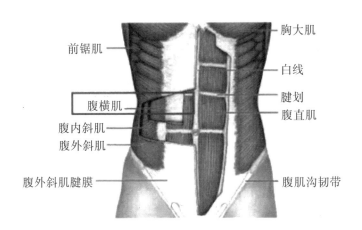

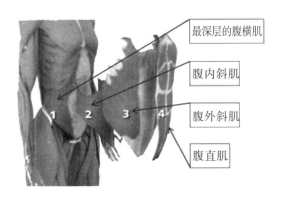

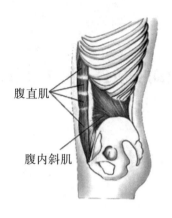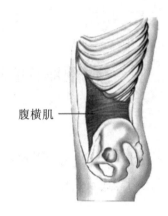

腹直肌

腹内斜肌

腹横肌

　　腹肌分为三种：腹直肌、腹斜肌和腹横肌，其中腹斜肌又分为腹内斜肌和腹外斜肌。

　　腹前壁的肌肉位于体表，即我们通常所说的"腹肌"。

　　腹外侧壁（腰上部身体两侧）包含了三层肌肉：腹外斜肌、腹内斜肌和腹横肌。

　　腹横肌被称为我们腰腹部的天然腰带，是维持脊柱稳定的重要的深层肌肉之一，在腹部脊柱周围直接形成了一条较宽广的"保护带"，能控制脊柱运动。

　　腹横肌所在的核心区域是四肢及头部的运动枢纽，如果从中医的角度来看，这片区域包括了带脉、丹田、命门等诸多经络、穴位。太极拳练习强调"以腰为轴"，用腰部的运动去带动四肢，要达到"以腰为轴"的要求，首先练习者就要具备足够的腹横肌力量才可以，否则练起拳来就会弓腰驼背，动作生硬、不协调。

　　怎么感受腹横肌的力量呢？用力屏息，腹横肌就会不断发力，这时候摸一摸腰部两侧就会明显感觉到这股力量。这一点是不是和我们前面所讲的歌唱时的呼吸发力很像？

我们讲过一个动作和呼吸配合的原则：蓄吸发呼，蓄劲时吸气、发力时呼气，发力时呼气会让腹横肌收缩，维持脊柱稳定。

不管是顺腹式呼吸还是逆腹式呼吸，都不能让腹横肌大开大合，否则脊柱的稳定性就得不到保障，所以不管是练习太极拳还是跑步，都要鼻吸鼻呼，保持小腹的上部分腹横肌略紧张，以维持腹压和保证脊柱稳定。

特别注意，我们不可能在发力的时候吸气，那样的话腹横肌会舒张，脊柱也就无法保持稳定了。

另外，腹横肌还有协助咳嗽、排便、分娩等生理功能。

锻炼腹横肌的益处

锻炼腹横肌有什么好处呢？

首先，可以瘦身。

我们常常看到健美或者瑜伽选手可以将腹部收缩到极小（俗称真空腹），把胃内容物大部分转移到胸腔，如何做到这一点呢？就是靠腹横肌强大的收缩力！

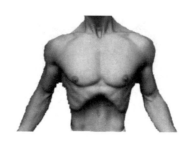

腹部肌肉的自主收紧需要内部肌群和外部肌群共同发挥作用，有人经常锻炼也没见腹部变小，很可能是只注重锻炼外部肌肉（腹直肌），而忽视了锻炼内部肌肉（腹横肌）。腹部内部肌群发挥作用主要靠的就是腹横肌。

腹横肌越发达，腰腹部就越细。松弛的腹横肌会导致腰围越来越粗，即使在不胖的情况下也会显得臃肿甚至大腹便便。而我们要紧致腹部，把腰围变小，除了减脂以外，最需要做的就是加强对腹横肌的锻炼，让强大的腹横肌紧紧地包裹着我们的腹直肌，从而起到缩小腰围的作用。

其次，有助于排便。

腹横肌是与排便直接相关的肌肉。人的老化是从肠道开始的，肠道好，人不老。有研究显示，人体90%的疾病与肠道不洁有关，1天不排便等于吸3包烟。通常来说，从55岁开始，肠道内的有益菌群数量开始大量下降，这也意味着肠道老化的开始，最明显的症状之一就是便秘，同时还可能带来消化不良、口臭、肤色变暗等多种影响。所以，增强腹横肌的力量可以有效调节腹压、压迫腹腔，帮助排便，让肠道焕发青春。

如何锻炼腹横肌

那如何锻炼腹横肌呢？除了去健身房进行徒手或器械锻炼，我们还可以随时随地用"吸、呼、呼"呼吸法来锻炼腹横肌。

为了便于学习和体会，我们先采用仰卧的姿势来进行练习。

仰卧，两脚分开，与肩同宽，屈膝，两脚平踩地面，正常情况下，人体由于存在腰椎生理性前凸，所以腰部无法完全接触地面，这时要有意识地将肚脐和腰部之间收紧，腹横肌用力，骨盆后倾，将腰部贴于地面（图49）。

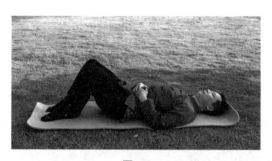

图49

头部中正，下颌内收，后脑勺平贴地面；两手手指相对，手心向下，放在腹部，肩膀手臂完全放松。

均匀地进行顺腹式呼吸；随着吸气，两手被腹部带动慢慢向上抬起；随着呼气，腹部和两手自然下落，同时腰部压实地面。

吸气以后，轻轻呼气 1 秒；进一步呼气 3 ~ 4 秒；自然放松吸气 2 秒。按照上面的节奏，重复练习。

注意以下四点：

第一，腹部不要用力，不要故意使腹部鼓起、凹下。

第二，不要猛烈吸气、呼气。

第三，呼气过程中不要屏息，两次呼气间要轻松自然，保持全身放松。

第四，把注意力集中在腹部收缩上，用心体会收缩的感觉。

刚开始练习时，采用仰卧姿势；练习熟练以后，仰卧、侧卧可交替使用。

然后，可以采用坐式和站式进行练习。

再进一步，可以用逆腹式呼吸的方式进行练习。

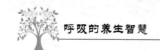

"吸、呼、呼"的作用

"吸、呼、呼"呼吸法可以促进内脏脂肪的燃烧，达到减肥目的。

世界卫生组织的一份有关减肥的调查指出，90%的减肥者在减肥过程中只注重减掉"皮下脂肪"，而忽略了"内脏脂肪"。男性腰围 >90 厘米、女性腰围 >85 厘米就属于"内脏脂肪型"肥胖。内脏脂肪主要存在于腹腔内，内脏脂肪面积或内脏脂肪指数是身体成分分析仪的测试指标之一，是评价一个人是否属于隐性肥胖的重要指标。内脏脂肪过多是身体代谢紊乱的表现，会导致高血脂、心脑血管疾病、身体器官机能下降等并发症，俗话说的"腰围长，寿命短"就是这样的道理。

"吸、呼、呼"呼吸法还可以有效缓解紧张情绪。

我们在前面讲到了"呼吸=阴阳"，从生理学角度来看，吸气时交感神经兴奋（让人紧张，属阳），呼气时副交感神经兴奋（让人放松，属阴），连续的呼气可以缓解紧张情绪，使身心放松，改善睡眠状况。

"吸、呼、呼"呼吸法可以使血液、淋巴液流动加快，加速新陈代谢，利于代谢垃圾的排出，改善手足冰凉的寒症。

吸气时，横膈肌下降，腹内压增大；呼气时，横膈肌上升，腹内压减小，连续的呼气使腹内压进一步降低，血液能顺利地到达手指、脚趾的末端，使手足温煦。

"吸、呼、呼"呼吸法可以增加盆腔内血液供应，改善血液循环状况，对妇科疾病尤其有利。

腹部肌肉的锻炼与控制

在《八段锦养生智慧》这本书中，建议大家平时要养成"收腹"的好习惯。所谓收腹，是指在平时也要让腹横肌保持适度紧张的状态。

瑜伽的"收腹收束法"要求在呼气后保持屏息，将整个腹部向后收，贴近脊柱，同时上提，保持 5～15 秒钟，然后放松。这样做可以有效锻炼腹横肌，同时具有强大的腹横肌，又能高质量地完成这个动作。

在唱歌中大家经常提到"气沉丹田"，在太极拳练习中要"虚其胸、实其腹"等，其实这些要领是指腹横肌等相关肌群的适度紧张状态。

腹部的这种坚实、饱满、松沉的感觉，投射到大脑中，很难让人精准地分辨是哪块肌肉在用力。就像我们说"肚子痛"，很难说清楚是胃还是哪个别的腹部器官在痛，这是一种弥散性的痛，反射到大脑，笼统感觉为肚子在痛。

同样的道理，在放松、无意识的情况下，对呼吸的感觉也是弥散性的，也是不那么精确的。比如，我们把意念集中在手指尖，随着呼吸，感觉手指尖的气一进一出，时间久了，就会觉得是指尖在进行呼吸。

所以，人们平时说的"吸一口气沉到丹田"等，属于感觉和体验，而不是人体的结构和科学，要注意两者之间的区分。

133

日本医学家石原结实先生写过一本书，叫作《36.5度决定健康》，书里探讨了体温和健康的关系。根据日本厚生省（即卫生部）统计，造成现代日本人前四位死因的疾病分别为癌症、心脏疾病、脑血管疾病和肺炎，与中国的情况大体相当。石原先生认为，现代人的很多疾病是由于体温过低所造成的。石原先生在临床诊疗过程中发现，50 年以前日本成人的平均体温为 36.8°，儿童的平均体温为 37°。但现在日本成人的体温大部分只有35°。所以，日本人 50 年来的平均体温至少降低了 1 摄氏度。因为体温的升降与机体免疫力呈正相关，所以体温降低诱发了大量疾病。而且，体温低也与精神疾病有关，患有抑郁症和神经官能症的人通常在气温和体温都偏低的上午精神不佳，下午气温和体温上升，他们的精神状况就会好转。每年的十一月到来年的三月，气温低导致体温低，所以这段时间是抑郁症的高发期。精神病人的自杀也与体温低有关。

人在安静的状况下，主要是靠内脏来产生热能的，靠内脏的运动来维持人的体温，所以如果腹横肌等腹部肌肉发达，呼吸深长，那么腹式呼吸可以增强内脏的运动，使体温上升，从而提高人的免疫力。

现代民族声乐演唱中的偷气、提气、歇气、缓气、抽气等运气技巧是从戏曲界吸取而来的。戏曲演员表现惊讶时要把气沉到胸部，叫作"沉于胸"；表现大吃一惊时要"沉于脐"；表现恐惧时要"沉到肾"等。只有气用到地方，眼睛才有神、表情才丰富；这些运气技巧都离不开"丹田"的支撑作用，艺谚讲"大换气、小偷气、不蛮喊、留余地"，是对演唱时气息运用的总原则。

这里所讲的"气用到地方"和"运气技巧",实际上还是呼吸之间胸腹用力的感觉,只是用力的轻重分得比较细致,不同部位肌肉的控制也比较精确,需要长期训练才能运用自如。

一方面,《太极拳十三势歌》中有"腹内松静气腾然"这么一句话,"腹内松静"可以理解为"腹压"降到最低,内脏完全放松,但另一方面,又说"命意源头在腰隙""刻刻留心在腰间",以腰为轴来发力,这两者如何统一在一起呢?这就是既把腹压降到最低,又把腹横肌收紧,达到既"腹内松静"又"实其腹"的协调统一。

"吸、呼、呼"就是这样一种既降腹压、又收紧腹横肌的方法,当然不是说在太极拳练习中要采用这种呼吸方法,而是说原理是一样的。这种方法可以用来锻炼呼吸、增强腹横肌等相关肌肉的力量,既可以单独练习,又可以用在唱歌、太极拳、八段锦等的锻炼中。

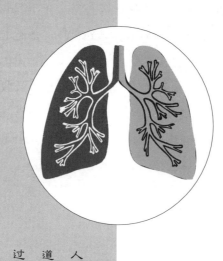

十一、道教的呼吸秘诀

许地山先生指出：『支配中国一般人的理想与生活的乃是道教的思想。』

道教在探索生命奥秘的过程中，希望通过修炼达到长生不老，并由此发展出导引、行气、内丹等各种方法，其中，呼吸既是所有方法的基础，又是其凭借和途径，在今天依然具有强大的生命力和重要的参考价值。

外丹害处多、益处少

道教注重"炼丹",丹分"外丹"和"内丹",鲁迅先生有一篇名作《魏晋风度及文章与药及酒之关系》,文章里提到了魏晋名士如嵇康等人喜欢服食"五石散",这五石散就是一种外丹,一般是由石钟乳、石硫黄、白石英、紫石英、赤石脂五种矿物质炼制而成,如果大家有机会去广州南越王墓博物馆参观,能看到墓中出土的五石散原物。

服食五石散对饮食起居有一些特殊的要求,吃了五石散之后需要发散,衣服要脱掉,用冷水浇身,吃冷东西,饮热酒,因为皮肉发烧之故,不能穿窄衣、新衣,为预防皮肤被衣服擦伤,非穿宽大的旧衣服不可,不穿鞋而穿屐,衣服不能常洗,便多虱,"扪虱而谈"竟传为美事。如此看来,服食五石散有很强的副作用,为何竟成为时尚呢?

五石散的主要成分中含有砷化物,可以刺激神经,令人容光焕发,好像年轻了许多。诗仙李白也好服丹药,曾有诗说:"倾家事金鼎,年貌可长新。"

鲁迅先生指出"五石散是一种毒药","流毒就同清末的鸦片",巢元方在《诸病源候论》中讲道,初期少量服用,能使人"进食多""颜色和悦",但也伴随着"厌厌欲寐""策策恶风"的轻度中毒现象,长期服用则会严重中毒,直至死亡。

历史经验证明,凡外丹都是害处多多、益处很少,服用者大多不得善终,所以宋代以来,修炼内丹就成了道教的主流。

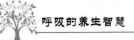

内丹术十六字妙语

　　清代济阳子在《金丹妙诀》中总结了内丹术十六字妙语："收视返听，凝神入炁，调息绵绵，心息相依"，其修炼的落脚点就在"息"和"心"上面，济阳子对这十六个字做了详细的解释。

　　对"收视返听"的解释："收视者，乃将眼光从外收入玄关之中，停息静定，化成甘露，吞下于丹田，用意送归炁穴之内。眼光下视炁穴，神观静定，即观自在菩萨。所谓返观内照常心静、性命双修出苦轮也。"苦轮是佛学术语，指生死的苦果轮转不止。

　　济阳子说："下手先制两眼。两眼乃藏神之所，须要内观，不可外视。余曰不观近、不观远、常观无为一窍，此窍乃玄关窍也。"

　　那玄关到底在哪里呢？济阳子说："所谓外三宝不漏、内三宝不泄。炼三归一，名曰三花聚顶。顶者，即玄关窍也。"

　　目不妄视、耳不妄听、口不妄言，这叫作"外三宝不漏"。精、气、神，这叫作"内三宝"。古人对玄关的理解多种多样，此处指的玄关为百会穴。

　　什么是炁穴呢？济阳子说："此穴即在腰前、脐后，其中稍下，有一虚无圈于是也，名曰太极。"

从以上描述可以看出，炁穴与下丹田实际是同一个位置。

"吞下于丹田"中的丹田指的是"中丹田"，也就是膻中穴。

对"凝神入炁"的解释： "将元神凝归祖窍、玄关之中，静定化成甘露吞下，从膻中送归脐轮炁穴。"

祖窍被著名道士吕洞宾称为"天心"，《太乙金华宗旨》上说祖窍在眉心、双眼组成的三角形的正中间。"意守祖窍"在内丹术中叫回光法，就是将两眼神光汇聚在祖窍内，虚静守一、降心制性，"祖"字的意思是此窍主神，统领全身。祖窍也被称为上丹田。

这句话的意思是，把人体真气从上丹田经中丹田收入下丹田。

对"调息绵绵"的解释： 济阳子说"调息要调真息息，炼神须炼不神神"，所以，调息是指"调真息息"，即"胎息"。

"绵绵者，即十二时中，时时刻刻不可间断之旨也""……人之真息，后升前降……要须上至玄关，下至炁穴，静定炁穴，息息归根，绵绵不绝。锻炼纯熟，自然常升常降"。

这段话的意思是，随着呼吸，吸气真气沿督脉上升、呼气沿任脉下降，归于丹田，意念上先用意、后无意，把显意识变成潜意识，识神化为元神，元神就是"不神神"。这时候就习惯成自然，呼吸之间真气流转。

对"心息相依"的解释： 心"乃本性，真如之天心也"。息"乃是炁穴内中之真息"。"心息相依，神气不可须臾离，离则属于枯偏矣"。"……其法在于凝神入炁穴，心守炁穴，意随往来，呼接天根玄关，吸接地根炁穴。所谓内交真气存呼吸、自然造化返童颜"。

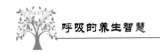
何谓胎息

这里所讲的"息"是"胎息",是一种极细、极微的呼吸方式。

内丹术中关于"胎息"的论述汗牛充栋,胎息是内丹修炼中极为重要的部分。那到底什么样的呼吸算是"胎息"呢?

产生于魏晋时期的《胎息经》上说:"胎从伏气中结,气从有胎中息。气入身来为之生,神去离形为之死。知神气可以长生,固守虚无以养神气,神行即气行,神住即气住。若欲长生,神气相注。心不动念,无来无去,不出不入,自然常住,勤而行之,是真道路。"

这段话的意思是说,意守丹田,神不外驰,呼吸绵绵,就是"胎息"。不能把胎息理解为不呼吸或者胎儿呼吸,那是犯了望文生义的错误。

如何炼成"胎息"呢?晋代道士葛洪说:"初学行气,鼻中引气而闭之,阴以心数至一百二十,乃以口微吐之,及引之,皆不欲令己耳闻其气出入之声,常令入多出少,以鸿毛著鼻口之上,吐气而鸿毛不动为候也。渐习转增其心数……"

用一句话来概括上面这段话,就是"呼吸要极慢、极细、极匀"。

根据上面这些解释,简单地说,内丹术十六字妙语讲的是气息深长均匀，意念集中安静，意念与呼吸和谐自然融为一体，这时就会生出"内丹"。

明代养生家赵台鼎在《脉望·卷六》中曾生动地叙述了修炼内丹术的感受："呼则'龙吟云起'，吸则'虎啸风生'，绵绵若存，归于祖窍，内外混合，结成还丹，自觉丹田火炽，畅于四肢，如痴如醉，美在其中。"

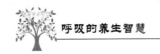

冷谦的"长生一十六字诀"

在道教关于呼吸的修炼方法中，除了"内丹术十六字妙语"，还有"长生一十六字诀"也非常出名。

明朝初年的著名道士冷谦写了一本《修龄要旨》，其中有一篇《长生一十六字诀》："一吸便提，气气归脐；一提便咽，水火相见。"这十六个字也被称为"十六锭金"。关于冷谦的其他养生知识请参阅本丛书的《二十四节气导引》。

后世流传的"十六锭金"大致可分三个版本，文字略有不同。

《养生秘录》曰："一升便提，气气归脐；一降便咽，水火相见。"

《脉望》曰："一吸便提，息息归脐，一呼便咽，水火相见。"

《修龄要旨》曰："一吸便提，气气归脐；一提便咽，水火相见。"

三个版本中，以《修龄要旨》版最为常见。世人常将这十六个字归为"丹道秘诀"或"仙学秘诀"，有两种带有代表性的解说。

冷谦指出这个妙诀比较实用，随处可行，人人可练，"久久行之，却病延年"。

第一步，"口中先须漱津三五次，舌搅上下腭，仍以舌抵上腭，满口津生，连连咽下，汩然有声"。

第二步，"随于鼻中吸清气一口，以意会及心目，寂地直送至腹脐下一寸三分丹田元海之中，略存一存，谓之一吸"。

第三步，"随用下部轻轻如忍便状，以意力提起，使归脐，连及夹脊双关肾门一路提上，直至后顶玉枕关，透入泥丸顶内，其升而上之，亦不觉气之上出，谓之一呼。一呼一吸，谓之一息"。

第四步，"气既上升，随又似前汩然有声咽下，鼻吸清气，送至丹田，稍存一存，又自下部如前轻轻提上，与脐相接而上，所谓气气归脐，寿与天齐矣"。

"一……便……"句式意在强调两个动作的前后紧密相连，"一吸便提"即为吸气便提肛，然后从逻辑关系上使"气气归脐"。

"气气"为两气，一为鼻吸之气，一为提肛之气，提肛收腹，使两气相汇于"肚脐"，也即"神阙穴"。当然这种相汇只是一种意念（"以意会及心目""以意力提起"等），实际说明的还是呼吸方法为"逆腹式呼吸法"。

逆腹式呼吸的"逆"体现了"心火向下、肾水向上"，这叫作"水火相见"。

咽津的妙用

把"一呼便咽"之"咽"理解为"咽津",也自有一番道理。

古人称口中津液为"治阴虚无上妙方",古人造"活"字即为取"舌旁之水"的意思,把"活"字再细拆,还有"千口水"为"活"的意思。

《黄帝内经》曰:脾归涎,肾归唾。练功过程中产生的唾液在内丹术中被认为是肾水中的精气上升所化,蕴藏在肾中,随精气的运转而上升至口,化为甘甜的唾液,而又咽归丹田(漱咽之,并名"胎食"),与一般唾液有质的不同,所以也称为"玉液还丹"或"金液还丹"。

清雍正年间,有位著名医生程国彭,在其所著《医学心悟》首卷《治阴虚无上妙方》中把津液称作:"华池之水,人身之金液也",在论述它的作用时写道:"敷布五脏,洒陈六腑,然后注之于肾而为精"。并指出其方法为:"常以舌舐上腭,合华池之水,充满口中……以意目力送至丹田。"

此即练功中所说的"练津化精"之法,中国传统养生导引术的修炼中都特别强调要"鼓漱吞津",是对"咽津"这一传统养生保健方法的继承和发扬。

尹真人的"长生一十六字诀"

《尹真人寥阳殿问答编·第二篇》以内丹术理论对"长生一十六字诀"也有一个解释，并认为"一阴一阳之谓道，一呼一吸之谓息。呼吸皆归于脐，阴阳固济，所谓水火相见也"。"归脐，则归丹田矣。未生时胎息于此，仙家炼丹亦于此，实为气之橐龠，一身之太极也。任督脉通，水火交脐，每一呼吸，周身灌输，病何自而生哉"。

第一步，"一吸入腹，略用意与目力，从阴根提起，纳之于脐"。

第二步，"便提者，提一吸之气，通任脉下半截而纳于脐，所谓一吸便提，气气归脐也"。

第三步，"一提即一呼，于一呼之中，略用意与目力，提入督脉，从尾闾通背骨，直至顶门"。

第四步，"泥丸既通，则咽入任脉之上半截而纳于脐。便咽之咽，非咽精，亦非咽气。气从顶门落下喉间，略一纳便归脐矣"。

"长生一十六字诀"与"小周天"

以上两种解说的落脚点都是"小周天"。小周天是指内气从下丹田开始,逆督脉而上,沿任脉而下,经历尾闾、夹脊、玉枕三关,上、中、下三丹田和上下鹊桥(上鹊桥在印堂、鼻窍处,下鹊桥在会阴、谷道处)作周流运转。

李时珍在《奇经八脉考》中指出:"任督两脉,人身之子、午也。乃丹家阳火阴符升降之道,坎离水火交媾之乡。"故内丹术特别重视任督两脉,把小周天也称为子午周天,或叫作取坎填离、水火既济等。八段锦中"摇头摆尾去心火"这个动作的名称也是取"坎离交媾、心肾相交"之意,可以看作"导引术"对"内丹术"(小周天)的借鉴和改编。

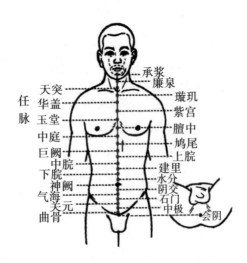

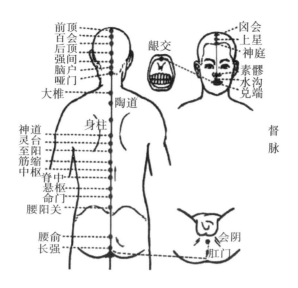

总结一下，《修龄要旨》的操作方法是：逆腹式呼吸，鼓漱吞津，吸气意送丹田；屏息提肛；呼气意念气沿督脉升至泥丸。

《尹真人寥阳殿问答编》的操作方法为：逆腹式呼吸，吸气意送阴根（会阴穴），屏息意念从会阴穴提气至肚脐，呼气意念气由肚脐入督脉升至顶门、再经任脉落入肚脐。

清代乾隆年间徐文弼著有《寿世传真》一书，书中把《钟离八段锦法》改编为《十二段锦》，对其中的"想发火烧身"这句话有详细的说明：

"心想脐下丹田中，似有热气如火，闭气如忍大便状，将热气运至谷道，即大便处，升上腰间、脊背、后颈、脑后、头顶上，又闭气从额上两太阳耳根、前两面颊，降至喉下、心窝、肚脐、下丹田止，想是发火烧通身皆热。"

这一说明可谓是对上述两文的概括总结，并在《健身气功·十二段锦》中被改编为动作"温煦脐轮"。

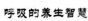
胡孚琛教授解 "十六锭金"

南怀瑾先生和胡孚琛教授也对 "十六锭金" 有各自的认识。

南怀瑾先生在《答问青壮年参禅者》一书中写道: "一吸便提", 鼻子一吸, 下面就提上去, 上面压下来, 上下两个气接上, "气气归脐", 归到肚脐; "一提便咽", 上面口水咽下来, "水火相见", 这叫 "十六锭金"。

胡孚琛教授在《丹道法诀十二讲》中则进一步指出了具体实施方法:

此术作筑基功修炼时, 可保持站桩之姿式, 两脚趾抓地, 关键法诀是吸气时由会阴穴向上提缩, 似气由会阴吸入一般挤到肚脐间, 前收生殖器, 后缩肛门, 如忍大小便状。随之将口中津液汩汩咽之, 送入肚脐间, 将前所吸之气以肚脐为中心, 下提上压, 闭息持气半分钟, 必要时可配合双手握拳敲击后腰和前腹的动作, 将气震通骨髓。然后全身放松, 恢复腹式呼吸。如此反复练习, 平常小便时亦提肛、咬紧牙关保持此姿势至小便结束。其法诀有紧张用力者, 有轻提轻咽者, 有连续做功者, 有中间停顿者, 皆可随机妙用。

南怀瑾先生的论述过于简单, 姑且不论。

按照胡教授的方法, "一吸一呼" 为 "提肛呼吸", 即 "撮谷道" (提肛运动), 像忍大便一样, 将肛门向上提, 然后放松,接着再往上提，一提一松，反复进行。站、坐、行均可进行。中国传统养生文化历来提倡"谷道宜常撮"，传说乾隆皇帝日行不辍，得享高龄。经常提肛可以预防盆腔静脉瘀血，增强血液循环，同时还可以使整个盆腔肌肉得到运动锻炼，适合各个年龄层的人群，尤其是中老年一族。对于中老年人常患的痔疮、肛裂、脱肛、便秘等症，"撮谷道"也有明显的防治作用。此外，对冠心病、高血压、下肢静脉曲张等慢性疾病，也有一定的辅助治疗效果。

提肛呼吸时宜采用逆腹式呼吸法，吸提呼落，在五禽戏等中国传统养生功法中常有采用，本丛书的下一册《五禽戏养生智慧》对此将有详细描述。

以上详细描述并分析了《修龄要旨》《尹真人寥阳殿问答编》《丹道法诀十二讲》中"十六锭金"的操作方法和功能作用，三家各有特色，并没有高低优劣的区别，适合自己的就是好的，我们通过练习、体会，也一定会选择一个适合自己的好方法来练习。

十二、中医养生呼吸法

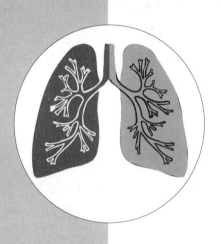

2018 年 10 月我在长沙做过一个有关《内经图》研究的讲座，当时有听众提问，问如何在八段锦练习中结合《内经图》的内容。

何谓《内经图》

《内经图》又名《内景图》《延寿仙图》，之所以被称为《内经图》，是因为取"内丹修炼经典"之意；被称为《内景图》，是取"返观内视体内景象"之意；被称为《延寿仙图》，是因为全真教祖庭北京白云观的木刻版上把此图命名为《延寿仙图》。一般来说，大家都称呼此图为《内经图》。

《内经图》体现了道教养生中小周天锻炼的原理和方法，这些原理和方法是具有普遍适应性的准则，当然可以和八段锦练习结合，这种结合不是体现在动作上，而是体现在意念和呼吸配合上。

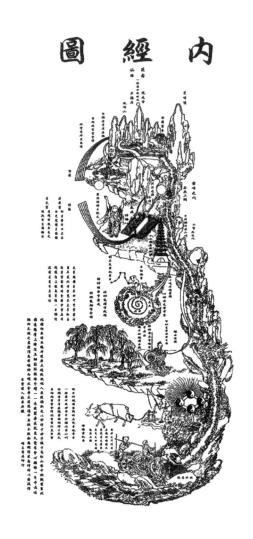

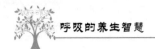

张锡纯与中西医结合

谈《内经图》和八段锦结合之前，我们先来谈一谈近现代中国中医学界的泰斗级人物张锡纯（1860—1933）先生，聊聊他的事迹以及他所提倡的"呼吸养生法"。

清末民初，西学东渐，西医学在我国流传甚快。张锡纯先生结合中医的情况，认真学习和研究西医学说，沟通融汇中西医，是中西医汇通学派的代表性大师之一。

张锡纯先生"汇集十余年经验之方"，"又兼采西人之说与方中义理相发明，辑为八卷，名之曰《医学衷中参西录》"。

针对当时中西两医互不合作的现象，张锡纯先生主张："西医用药在局部，是重在病之标也；中医用药求原因，是重在病之本也。究之标本原宜兼顾。""由斯知中药与西药相助为理，诚能相得益彰。"

张锡纯先生曾创造"石膏阿司匹林汤"，"石膏之性，又最宜与西药阿司匹林并用。盖石膏清热之力虽大，而发表之力稍轻。阿司匹林味酸性凉，最善达表，使内郁之热由表解散，与石膏相助为理，实有相得益彰之妙也"。

张锡纯先生还有很多中医药结合使用的实例，比如，治阴虚发热、肺痨，用"醴泉饮（主要成分：生山药、大生地、人参、玄参)"送服阿司匹林；治肺病发热，以安替匹林（西药）代石膏发汗；治癫痫，用西药镇静剂与中药清火、涤痰、理气之方剂配伍；治梦遗，中药加溴化钾或水合氯醛以增加药物的镇脑安神之功效，等等。

可以说，张锡纯先生是我国中西医结合事业的开创者。

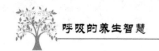

张锡纯的"吸升呼降"法

　　张锡纯先生曾自述过他本人通过练功却病强体的一件事，事情的缘由是这样的：

　　张先生自幼心火旺，但相火（肝肾功能）不足，所以坐在冰凉处身体就会不舒服，特别是到了中年以后，即使偶然坐在冰凉处也会腹泻，同时觉得身体也慢慢变得衰弱了，于是张先生在每餐前服用少许生硫磺以补相火，效果颇好，但是，只要一段时间不服用生硫磺，又畏凉如故。

　　后来，张先生探索出通过呼吸培补元气的养生方法，身体日渐强壮，到了 70 多岁依然可以不畏坐凉处、不畏食凉物，用亲身的实践证明了通过呼吸可以增强肝肾功能，促使"心肾相交"，求得身心健康。

　　张先生还在其著作《医学衷中参西录》中讲述了三个医案。

　　第一，某人旅途中偶感风寒，因身边无药，于是"练气治病"，采用"吸升呼降"的呼吸方法，车走了大约 30 里路，就觉得心爽体舒，感冒也不复存在了。

　　第二，有个患者腹泻严重，屡治无效，采用"吸升呼降"的练气治病法，仅仅试了四五天，患者原来冰冷的小腹部就变得温暖起来，再坚持一段时间，严重的腹泻顽症竟然痊愈了。

　　第三，有患者得了严重哮喘，一旦发病既不能坐也不能躺，吃遍很多药物都没有用。后来也是用"呼降吸升"的练气治病法来进行治疗。经过一年的呼吸锻炼，患者觉得小腹常暖，周身温煦，困扰多年的疾病不药而愈。这位患者感慨道："医林之秘乎，抑天地之精乎！非明造化之机者，孰能与乎斯？慎之，秘之，非人勿传！"

这"呼降吸升"的养生方法到底怎么做呢？

张锡纯先生的书中所述较为简略，下面我根据自己的研究和体会补充一下。

张先生自述道："于呼吸之际，精心体验，知每当呼气外出之时，则肾必上升，心必下降。于斯随其下降之机，而稍为注意，伴其心肾互相交感。行之数日，即觉丹田生暖，无庸再服硫磺矣。"

但是，上面这段话讲的是在呼气之中，有"肾水上升、心火下降"的交融。所以"吸升呼降"并不是单纯的"呼气时肾必上升、心必下降"，还应该有一个"吸升"的阶段。

"吸升"升的是什么呢？

张锡纯先生认为："盖通督脉可愈身后之病；通任脉可愈身前之病；督任皆通，元气流行，精神健旺，至此可以长生矣。"

所以，从大的方面来说，"吸升呼降"与任督两脉有关。

"吸升"，指的是吸气时，意念真气从关元穴（肚脐下三寸）入会阴穴（前后阴之间）沿督脉上行至百会穴（头顶正中）；"呼降"，指的是呼气时，意念真气从百会穴下降进入任脉再落入关元穴。

吸气时，意想气息直到头顶百会穴；呼气时，意想气息经过膻中穴（两乳之间）、神阙穴（肚脐），直到关元穴。

以上循行的路线，就是道教内丹术中经常提到的"小周天"。

小周天是指内气从下丹田开始，逆督脉而上，沿任脉而下，经历尾闾、夹脊、玉枕三关，上、中、下三丹田和上下鹊桥（上鹊桥在印堂、鼻窍处，下鹊桥在会阴、谷道处）作周流运转。

"吸升呼降"与心肾相交

在"吸升呼降"之中还有一个细节需要注意。

在呼气过程中，张先生认为："当呼气外出之时，宜将心中识神注意下降，与肾气相团结，呼气外出之时肾气随呼气上升，自与下降之心神相遇，此道家所谓吸升呼降之功。"

在《八段锦养生智慧》这本书中，我们曾提到"一吸便提、气气归脐，一提便咽、水火相见"的"十六字诀"，这十六个字出自元末明初著名道士冷谦所著《修龄要旨》中的《长生一十六字诀》篇。

"水火相见"就是"心肾相交"，心火下降、肾水上升，两者交融在一起，这就是心肾（水火）相互制约得以平衡。

"心肾相交"的地点是肚脐。"呼吸皆归于脐，阴阳固济，所谓水火相见也……归脐，则归丹田矣。未生时胎息于此，仙家炼丹亦于此，实为气之橐龠，一身之太极也。任督脉通，水火交脐，每一呼吸，周身灌输，病何自而生哉。"（《尹真人寥阳殿问答编·第二篇》）

因此，从小的方面来说，"吸升呼降"与心肾相交有关。

张先生吸取了道教典籍中"默运心火下行、温补下焦"的养生方法，又结合了"小周天"意念真气循行任督二脉的方法，并将两者融合在了一起。

那为什么"呼气外出之时肾气随呼气上升"呢?

因为吸气以后,"如忍便状,以意力提起,使归脐"(冷谦《修龄要旨·长生一十六字诀》)。

同时意念心火下降,则"心肾相交"于肚脐。

具体操作方法如下:在锻炼时,采用逆腹式呼吸,吸气收腹,意念气沿督脉上升;呼气松腹,意念气沿任脉下降;在吸气后收紧前后阴,"如忍便状",在呼气、气沿任脉下降的同时,意想心火从心脏位置下降到肚脐、肾水从会阴穴处上提到肚脐;呼气后稍屏息,前后阴放松;然后再开始下一个呼吸。

以上方法可以和任何动作进行结合,也可以在静坐时单独采用。这种方法就是张锡纯先生所讲的"吸升呼降"和"心火下行、温补下焦"的结合使用。

刚练习此法时,肯定意念会比较重;所谓"习惯成自然",养成习惯,显意识变成潜意识,意念也就随之变淡了,这叫"有意无意是真意""意如清溪淡流",不用强调意念,呼吸之间意念就会自动运转;所以只要稍加意念,就可以达到要求。

静坐练习时,随着深长呼吸、提肛松肛以及意念运用,会感觉全身温热,全身毛孔好像张开了一样,特别是肚脐部位的温热感更明显。

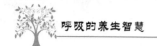

广义与狭义"丹田"的区别

我们平时所讲的"下丹田"就在肚脐这个位置，有人说"脐下"、有人说"脐后"，有人说是一个点、有人说是一片或一团，各种说法，莫衷一是。

从字面来分析，红色为"丹"，既然是红色，就象征着"火""热"，"丹田"即"结丹之田""长着丹的一片田地"。所以，广义的丹田是"结丹之田"。有句话叫作"人身无处不丹田"，指的就是不管什么位置，意念所到、温热所生之处就是丹田。

如果从狭义的角度来看，肚脐部位是人体重心所在处、植物神经最发达处、腰肾所在地，最易结丹，所以一般说的丹田特指的是"下丹田"。

下丹田就像经络一样，并不能找到解剖实体的存在。学习中医、理解中医，不能总想着去找"实体"，如"元气""营气""卫气"，我们很难通过仪器测量它们的存在与否、数量多寡，当然随着科技的日益进步，我相信这样的仪器一定可以被发明出来。

教学要因人而异，下面是我教学的一个实例：

有一位 60 岁左右的女士，长期失眠、畏冷、便溏、经常感到身倦乏力，让我教她练习八段锦，但是她做起动作来特别生硬不协调，简单动作也记不牢，她自己感觉很没有成就感，学习的热情也就消退了很多。针对这种情况，我让她静坐练习呼吸，不要求她盘腿坐，就简单坐在椅子上，身体立直就可以，在呼吸时运用上面所讲的种种意念，一次 10~15 分钟。第一次练下来，她就感觉身体发热，下腹温暖。每天坚持练习，一个星期后睡眠情况大为改观，眼睛明亮，精神饱满。后来再练八段锦，动作就协调了很多，动作要点和技术要领也容易领会，人也越来越自信了。

这个例子告诉我们，内因决定外因，"内强"比"外壮"更重要，从中医的角度来看，运动型猝死就是"内不够强""内不能满足外"，从而导致意外的发生。从中医养生的角度来看，"养内""培补元气"应该放在比肢体锻炼更优先的位置，当然，内外兼修、内强外壮就更理想了。

十三、佛教禅修呼吸法

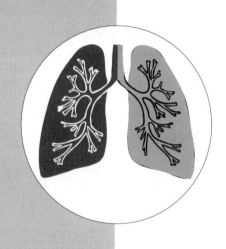

关于佛教的历史和文化，这里不做过多的讲解，我们的重点是佛教对呼吸的认识、修行中如何使用呼吸法、其目的作用以及对现代社会的贡献等。

"佛"的本义是"觉悟"。佛就是觉悟的人，所以修佛的目的就是求得觉悟。觉悟什么呢？觉悟宇宙的真相。知道了真相能怎么样呢？能解脱人生的烦恼。那有什么方法能让人觉悟呢？通过修"二甘露门"，也就是通过修行"不净观"和"数息观"这两种方法。

数息观的"数"即数数字，"息"指气息。修"数息观"，就是随着气息的出入，心中默数数字，把念头靠在数字上，停止心念的流转，渐渐进入禅定的境界。

佛教传入中国以后形成的第一个宗派叫作"天台宗"，实际创立者是隋朝智𫖮（yǐ）大师（世称智者大师）。

智𫖮大师在继承前辈高僧大德对数息观认识的基础上，进行提炼总结，著有《童蒙止观》等佛教经典著作，成为研究呼吸、运用呼吸之集大成者。

在《童蒙止观·调和第四》中，智𫖮大师详细描述了调身、调息、调心的操作方法、要领、注意事项等，民国时期的教育家蒋维乔先生对"三调"的论述也很详细，下面我们一一展开讲解。

调 身

调身就是通过调整身体姿势以达到放松、稳固、久坐的目的。调身贯穿于打坐前、打坐中和打坐结束时，在三个环节中都要注意调身，以使姿势合乎规范。

打坐前不要剧烈运动，也不要使情绪上有大的波动，如果有这两种情况，则要使身体和情绪都慢慢安静下来以后再进行打坐。

打坐时，衣服要宽松、厚薄适宜，先坐在床上或凳子上，再放置两脚到合适位置。

散盘，不能双盘和单盘的人可以练散盘，初练者也可以先从散盘练起，将两小腿向后交叉放在两大腿下，就是散盘（图50）。

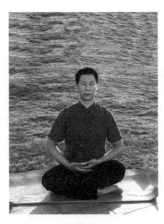

图50

单盘（半跌坐），如左上右下，则屈左膝，将左小腿放在右大腿上，让左小腿尽量靠近身体，左脚靠近右大腿根部，右脚靠近左大腿根部（图 51）。

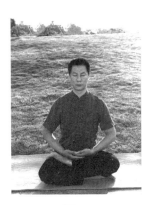

图 51

双盘（全跌坐），在单盘的基础上，将右小腿上搬，放在左大腿上，使两脚心向上。这时两大腿交叉呈三角形，两膝盖向下尽量放平，全身筋骨、肌肉如弓一样蓄满劲力，下盘收紧，身体就不会往前后左右倾斜（图 52）。

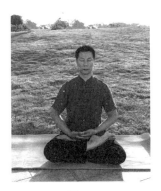

图 52

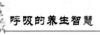

不管哪种盘坐方法，双手都是左上右下，左手手背放在右手手心上，贴近小腹之前，轻放于大腿根部。

首先，左右摇动身体七八次，使身体端正。身体自然放松，勿屈勿挺。头正颈直，鼻子、肚脐与地面垂直，不低不昂。

然后，鼻吸口呼，意想吐出腹中浊气，吐毕，即以舌抵上腭，由鼻徐徐吸入清洁之气。如是三次或五次七次。

最后，唇齿轻闭，舌抵上腭；轻闭两眼，正身端坐；如果察觉身体前俯后仰或左右倾斜，应当随时矫正。这就是打坐时的调身法。

打坐完毕，应开口吐气数次。然后微微摇动身体，慢慢转动肩胛及头颈，再慢慢舒展两手两脚。

继之，以两个大拇指的指背，相互搓热，摩擦两目，睁开双眼。再以指背擦鼻翼两侧，擦两耳轮。最后，搓热两手掌，按摩头部及胸腹、腰背、手臂、腿脚。

注意，如果打坐时身体微微出汗，要等汗水稍干以后方可随意动作。这是打坐后的调身法。

调　息

　　调身的目的是为了更好地调息。

　　一呼一吸为一息，静坐最重要的功夫就是调息。

　　古人说息有四相：一为风相；二为喘相；三为气相；四为息相。鼻中之气出入时，能听到声音的是风相。出入虽然没有声音，但是呼吸比较急促不通畅，这叫作喘相。出入虽然没有声音，也不急促，但是气流不能细匀，这叫作气相。平常人的呼吸基本上都会用到风、喘、气这三种形式，这都是气息不调和的表现。

　　如果气息既能无声，也不急促，也不粗浮，即使是在很安静的时候，自己也感觉不到鼻中气息的出入，这就叫作息相，这才是气息调和的表现。

　　我们在打坐前就要调息，把气息调到"息相"。一般使用顺腹式呼吸进行调息，使呼吸比较深长，身体也比较放松。

　　在打坐的过程中，如果出现了"风、喘、气"这三相，心就不能安定，这时候就要进行调息，做到气息出入极缓极微，长短均匀。

　　也可以用数息法数呼吸的次数，或数出息，或数入息，从第一息数至第十，再从第一息数起。如果没到第十就因为杂念中断了，则要再从第一息数起。如此循环，越来越熟练，就能令气息调和，达到"息相"。这是打坐时的调息法。

　　调息会促进血脉流通，使周身温热。所以，打坐结束时要先把舌头落下，开口吐气，等身体恢复平常状态后，方可随意动作。这是打坐后的调息法。

调 心

调身和调息都是为了调心。

在一个人成长的过程中，妄心也随之长大。妄心就是心猿意马，它让人每时每刻都不得安静。习练静坐功夫就是为了降服心猿意马。人的行为大体可以分为“行、住、坐、卧”四种，古人把它们称为“四威仪”。“行与住”主动、“坐与卧”主静，在练习主静的功夫之前，要在主动的功夫之中时时检视和约束自己的行为，控制内心的波动，久而久之就会日渐调伏自心。这种日渐调伏的功夫，就是打坐前的调心法。

打坐时容易出现两种情况：一种是心中散乱，杂念丛生。另一种是心中昏沉，易致瞌睡。一般来说，刚开始打坐时容易散乱；打坐功夫加深了，妄念较少了，却又容易昏沉。

当心中散乱时，应当将一切放下，把外物搁在一边，同时也把自己搁在一边，不去管它们，专心一念，意守下丹田，自能徐徐安定。

当心中昏沉时，应当意守鼻端，提起精神，让心振作起来。一般来说，晚间静坐时，因为白天的劳累容易导致昏沉。所以提倡早晨静坐，容易保持内心的清静、清醒、清明。

在静坐时通过数息法，从一数到十，一心一意，久久习熟，心息相依，则散乱、昏沉都不会发生了。这是打坐时的调心法。

即使打坐结束，也应当随时调伏妄心，不可听其胡思乱想。如果在平时也能做到如打坐时那样心思纯净、一尘不染，则成功指日可待。这是打坐后的调心法。

六妙法门

以上调身、调息、调心三法，实际上是同时使用的，现在分开记述只不过是为了文字上方便描述，希望大家特别注意这一点。

当心散乱时，念头往上走，治散乱的办法，要用"止"。

念头渐渐收束住了，坐得久了却又容易打瞌睡，这叫昏沉，治昏沉的办法，要用"观"。

调身、调息、调心偏重于身，止观法门则偏重于心。身与心之间的连接是"息"，"六妙法门"就是教人如何在"息"上用功的，是静坐中贯穿始终的方法。

修习六妙法门和修习止观法门是相辅相成的，都是天台宗《童蒙止观》的重要内容。

六妙法门有六个名称：一数、二随、三止、四观、五还、六净，一般使用顺腹式呼吸。

什么叫数呢？就是数息。

数有两种：

（1）修数：入座后先调和气息，不涩不滑，细长均匀，徐徐而数，从一数至十，或数入息（一般体弱者数入息），或数出息（一般火旺者数出息），但不要出入都数。把注意力集中在数字上，不要出现杂念，若数不到十就出现了杂念，应该从一重新数起，这叫"修数"。

（2）证数。数息日久，渐渐纯熟，从一到十，自然不乱，出息入息，极其轻微，这时觉得用不着数，这叫"证数"。

到了证数以后就可以舍"数"修"随"，进入第二个阶段"随"。

随也有两种：

（1）修随：不再数数字了，一心跟随息的出入，心随于息，息也随于心，心息相依，绵绵密密，这叫"修随"。

（2）证随：渐渐地不再觉得鼻中气息有出入，而感觉遍身毛孔一出一入都有气息，身心寂然凝静，这叫"证随"。

到了"证随"以后，就可以舍"随"修"止"，进入第三个阶段"止"。

止也有两种：

（1）修止：不去随息，把念头止于鼻端，若有意，又若无意，这叫"修止"。

（2）证止：修止以后，忽然觉得身心好像没有了，泯然入定，这叫"证止"。

到了"止"的阶段就可以入定了，这时应进入第四个阶段"观"。

观也有两种：

（1）修观：在定中细细审视，气息微细如风，若有若无，这叫"修观"。

（2）证观：在修观中可以清晰明了地觉察气息的出入已遍及全身毛孔，这叫"证观"。

"观"之后是第五个阶段"还"。修观日久，自然进入"还"的阶段。

还也有两种：

（1）修还：心息相依，用心观照息，心主动，息被动，心与息相对，从息回归到心的本源，这叫"修还"。

（2）证还：观息的心智从心生、随心灭，一生一灭，本是幻妄，不是实在。心的生灭，好比水上起波，波平了才看得见水的真面目，心的生灭就像波浪，不是真心，真心本自不生，不生即无，无即空，空就无观心，无观心就什么都看不见，这叫"证还"。

"证还"以后应当舍"还"修"净"，进入第六个阶段"净"。

净也有两种：

（1）修净：一心清净，不起分别，这叫"修净"。

（2）证净：心如止水，妄想全无，真心显露，这叫"证净"。

以上就是六妙法门，数与随为"前修行"，止与观为"正修行"，还与净为"修行果"；念念归一为"止"，了了分明为"观"，止时决不能离开了观，观时也决不能离开了止；呼吸是途径、"止"和"观"是工具，目的是凝心入定、住心看净、起心外照、摄心内证，最后明心见性。

净土宗的念佛呼吸法

修心是最难的，《西游记》九九八十一难，其实都是在讲如何降伏心魔、如何制服心猿意马。我们一个念头就跑到了十万八千里之外，如何收回来呢？

净土宗（影响力较大的佛教宗派之一）主张通过"念佛"来收摄万念，简单易行，任何人随时随地都可以进行。在静坐时，心中跟随自己鼻端的呼吸，来默念"阿弥陀佛"的名号。呼吸形式为顺腹式，可在吸时念"阿弥"，呼时念"陀佛"；或呼时念"阿弥"，吸时念"陀佛"。念时的快慢，可随呼吸的长短，总以不急不缓、听其自然为宜。这样在坐中万缘放下，安心默念，由呼吸出入的自然规律，佛号也就随之而念念不断，心息相依，经过持久练习，心相愈来愈静，气息也若存若亡，而一句佛号仍绵绵密密，不散乱，不昏沉，渐渐证入无念、无不念的境地。

这样的静坐念佛，不仅能使妄想消落，正智现前，同时，因调息之故，又能使气血流畅，身轻体健。

此外，还可以用数息念佛的方法，同样使用顺腹式呼吸，即一呼一吸，念佛号一句，然后默数一，以此类推，从一数到十，再从一数起；或连续数至一百，再从头数起。

　　静坐念佛结束，将起时，先想气从全身毛孔放出，须放数次，倘不做这种观想，下次坐时就会感到身心烦躁不安，这点不可忽略。

　　气放出后，可摇动身体，屈伸两臂，再用两手掌互相摩擦，使手掌发热，搓双眼，然后舒展双脚，以手按摩足部，缓缓起立。

呼吸观想法

东晋时期后秦高僧鸠摩罗什翻译的《维摩诘经》上说："何为病？所谓攀缘。云何断攀缘？谓心无所得。"意思是说病由心来，身体上的病大多是由心病造成的，而心病是因为心喜欢攀缘，使心变得杂乱。所以调心断攀缘，就去了心病，也就消除了身体上的病。

天台宗《童蒙止观》上说，以六种气治病，用的就是"观"法，以观想运心。

六种气：一吹，二呼，三嘻，四呵，五嘘，六呬；使用顺腹式呼吸；可以通过口型吐气不发声，也可以在吐气的同时微微发声。

假如肾脏有病，则于静坐开始，观想肾脏，口中微念"吹"字以治之，每次或七遍、或十遍、或数十遍，均随各人之便。

如脾胃有病，则观想脾胃，口中微念"呼"字以治之。

如脏腑有壅滞之病，则观想脏腑，口中微念"嘻"字以治之。

如心脏有病，则观想心脏，口中微念"呵"字以治之。

如肝脏有病，则观想肝脏，口中微念"嘘"字以治之。

如肺脏有病，则观想肺脏，口中微念"呬"字以治之。

这种方法可以因病灶不同而选择其中一种气，如果身体健康则可以六种气一起使用，也可以几种气组合在一起使用。

除了六气呼吸法，还有十二息法。在《童蒙止观·治病第九》中，十二息分别是：一上息，二下息，三满息，四焦息，五增长息，六灭坏息，七暖息，八冷息，九冲息，十持息，十一和息，十二补息。

十二息法是呼吸和意念结合在一起的锻炼方法，在顺腹式呼吸过程中，运作十二种意念以治各种病症。

这个方法被民国时期的著名学者蒋维乔先生所推崇和推荐，并记入《因是子静坐法》一书中。

如身体患滞重之病，则呼吸时，心想此息轻而上升，是为止息。

如身体患虚弱之病，则呼吸时，心想此息深而下降，是为下息。

如身体患枯瘠之病，则呼吸时，心想此息充满全身，是为满息。

如身体患臃肿之病，则呼吸时，心想此息焦灼其体，是为焦息。

如身体患羸损者，则呼吸时，心想此息可以增长气血，是为增长息。

如身体患肥满者，则呼吸时，心想此息可以灭坏机体，是为灭坏息。

如身体患冷，则心想此息出入时身中火炽，是为暖息。

如身体患热，则心想此息出入时身中冰冷，是为冷息。

如内脏有壅塞不通时，则心想此息之力能冲过之，是为冲息。

如肢体有战栗不宁时，则心想此息之力能镇定之，是为持息。

如身心不调和时，则心想此息出入绵绵，可以调和之，是为和息。

如气血败衰时，则心想此息善于摄养，可以滋补之，是为补息。

十二息法治病，是用意念配合呼吸来影响身体，久久行之，自然见效。

十四、儒家调息养气法

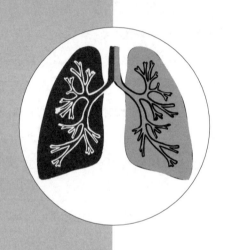

中国人经常说「气数」一词，一个朝代终结了，这叫作「气数已尽」，一个人寿终正寝了，也叫作「气数已尽」，可到底什么是气数呢？

什么是"气数"?

气数就是人的一生中呼吸之气的次数总和，按照传统的说法，气数是一个定数，也就是说气数是人生下来的那一刻就被老天规定好了的。打个比方说，一个人活七十岁，他生前的一呼一吸一停，平均一秒钟一呼、一秒钟一吸、一秒钟一停，这一息三秒钟，六十秒（一分钟）就是 20 息，一小时是 1200 息，一天 24 小时，是 28800 息，一年 365 天是 28800×365 息，70 年就是七亿三千五百八十四万息，这个数字就是这个人的气数。

气数象征着寿命的长短，总数不变，一分钟 20 息可以活到 70 岁，如果把呼吸变得细、长、缓、深，达到一分钟 15 息的话，则可以活到 90 多岁了。

《黄帝内经·灵枢》上说："人一呼脉再动，气行三寸，一吸脉亦再动，气行三寸，呼吸定息，气行六寸……一万三千五百息，气行五十营于身……故五十营备，得尽天地之寿矣。"我们根据这段话计算一下，一天 86400 秒，除以 13500，等于 6.4，也就是说如果一息是 6.4 秒，比上面讲的正常呼吸延长一倍的话，这就叫"气行五十营（气在周身循行五十周）"，可"尽终其天年，度百岁乃去"。

从生理学的角度来看，降低呼吸频率可以提高人体抗氧化的能力，可以强健心脏，可以提高专注力，从而降低能量消耗，让能量能够使用得效率更高、时间更长。

因此，任何人只要坚持不懈地练习，不管是坐车、走路，还是运动、练功，如果随时随地能将自己的呼吸做到细、匀、深、长的程度，自然就可以却病延年。

"气数"这个词被中国人广泛应用，比如我们下围棋，也是用气数多少来计算输赢，比较哪一方"气长"（气数多）、"气短"（气数少）或双方"气数相等"。

儒家养气静坐法

作为中国传统文化主流的儒家一直非常重视"养气"，正如孟子所说："吾善养吾浩然之气""其为气也，至大至刚，以直养而无害，则塞于天地之间。"

儒家养气的目的是为了"存心养性"，使自己的内心无比强大和纯粹，可以战胜一切外界的诱惑和干扰，达到"内圣外王"的境地。

儒家养气的主要形式是"静坐"，在静坐中通过调整呼吸达到养气的目的，使人的心灵更加纯粹、精神更加集中，同时身体也更加强健。

庄子在《大宗师》这篇文章中记载了孔子的"坐忘"法，"坐忘"就是"堕肢体，黜聪明，离形去知（同智），同于大道"，意思是说在打坐时，放松肢体，闭目返听，外忘其身，内忘其心，与大道融为一体。

唐代大诗人白居易身体力行，认真练习坐忘法，他在《隐几》诗中说："身适忘四支（肢），心适忘是非。既适又忘适，不知吾是谁。百体如槁木，兀然无所知。方寸如死灰，寂然无所思。今日复明日，身心忽两遗。行年三十九，岁暮日斜时。四十心不动，吾今其庶几。"诗中描述了白居易通过静坐体会到了物我两忘、身心俱静，心灵超脱于世间是非荣辱之外的忘我境界。

白居易在《负冬日》一诗中写道："杲（gǎo）杲冬日出，照我屋南隅。负暄闭目坐，和气生肌肤。初似饮醇醪，又如蛰者苏。外融百骸畅，中适一念无。旷然忘所在，心与虚空俱。"这首诗描绘了白居易冬天里晒着太阳，闭目静坐，慢慢地身体元气周流全身，整个人如饮美酒一般似醉非醉，又像蛰虫刚刚苏醒一样似动非动，四肢百骸好像都已消融，全身舒畅极了，心里面清静得一点杂念也没有，好像万事万物都不存在了一样。

从白居易的表述中可以看出，他所遵循的正是孔子的"坐忘""心斋"之法。

什么是"心斋"呢？孔子说："若一志，无听之以耳，而听之以心；无听之以心，而听之以气。听止于耳，心至于气。气也者，虚而待物者也。唯道集虚。虚者，心斋也。"（庄子《大宗师》）意思是说，静坐时要一心不乱，凝神于气，不用感官去感觉外物，以免扰乱心神，心无所执着，便是心斋。

宋明理学的静坐调息法

白居易没有描述他在静坐时是如何呼吸的，不过南宋儒学大师朱熹留下了一篇《调息箴（zhēn）》，讲述了他如何通过调息来静坐养气。

朱熹强调要"半日静坐，半日读书，如此一二年，何患不进"？静坐养气首先要调息，所以才有了《调息箴》，朱熹在序中写道："盖人心不定者，其鼻息嘘气常长，吸气常短，故须有以调之。鼻数停匀，则心亦渐定。"可见调息就是要让呼吸均匀、缓慢、深长，通过调息养气养心以达到儒家"主静""主敬""至诚"等人生目标，"知止而后有定，定而后能静，静而后能安，安而后能虑，虑而后能得。物有本末，事有终始。知所先后，则近道矣。"（《大学》）可见静坐养气是儒家追求真理（道）的工具。

宋明理学普遍重视静坐、调息、养气。

明代陈白沙先生形成了独具特色的"白沙学派"，主张"为学须从静坐中养出个端倪来，方有商量处"，这一点被明儒们公认为是治学中极为关键的步骤，以默坐澄心而"致虚立本"，最后达到"浩然自得"的境界。

九华山上有纪念王阳明先生的对联：千载良知传道脉，九华宴坐见天心。王阳明心学也讲究"静坐澄心""省察内观"，以"致良知"。

什么是"宴坐"？真正的打坐叫宴坐。龙树菩萨在《大智度论》中道："不依身，不依心，不依于三界，于三界中，不得身心，是为宴坐。"所以，在坐中忘掉身体和意识，也就是庄子所提到的"坐忘"就是宴坐。

白居易在《病中宴坐》中写道："宴坐小池畔，清风时动襟。"陆游的《宴坐》中写道："气住即存神，心安自保身。"古人关于"宴坐"的诗篇数不胜数。王阳明也曾两度在九华山宴坐。

王阳明的得意门生王畿（jī）写了一篇《调息法》，详细记述了儒家调息的方法。

王畿《调息法》指出：

息有四种相：一风，二喘，三气，四息。前三为不调相，后一为调相。坐时鼻息出入觉有声，是风相也；息虽无声，而出入结滞不通，是喘相也；息虽无声，亦无结滞，而出入不细，是气相也；坐时无声，不结不粗，出入绵绵，若存若亡，神资冲融，情抱悦豫，是息相也。守风则散，守喘则戾，守气则劳，守息则密。前为假息，后为真息。欲习静坐，以调息为入门，使心有所寄，神气相守，亦权法也。调息与数息不同，数为有意，调为无意。委心虚无，不沈不乱。息调则心定，心定则心愈调。真息往来，而呼吸之机，自能夺天地之造化。含煦停育，心息相依，是谓息息归根，命之蒂也。一念微明，常惺常寂，范围三教之宗。吾儒谓之燕息，佛氏谓之反息，老氏谓之踵息，造化合辟之玄枢也。以此征学，亦以此卫生，了此便是彻上彻下之道。

王畿《调息法》可分两部分，第一部分取自佛家天台宗调息经典《童蒙止观》的《调和第四》，第二部分讲了调息和数息的区别。数息是佛教初入禅的方法，而调息则着意在心息相依、息息归根。所以，调息法不同于佛教数息法。

佛、道、儒三家调息功夫的区分

广义上的"调息"是儒释道三家通用的方法，但王畿以"燕息""反息"和"踵息"这三个不同的概念来区分三家的调息功夫。

"踵息"之说来自庄子《大宗师》里所提到的"真人之息以踵"。北宋张伯端写的《悟真篇》中说："漫守药炉看火候，但安神息看天然。"记载全真教一代宗师马钰言行的《丹阳真人语录》中有"广成子云：丹灶河车休矻矻，鹤胎龟息目绵绵。"之句。

元代道士陈致虚在《金丹大要·妙用》中说："龟息、神息、踵息名虽殊而用之则一。"也就是说"踵息"是道教修炼的调息功夫，像乌龟的呼吸一样，深长缓慢，一口气吸进来好像能够深入到脚后跟一样。

什么是"燕息"呢？在《龙溪王先生全集》中记载了这样一段对话：

遵岩子（即王慎中）问先师（即王阳明）在军中，四十日未尝睡（据记载王阳明当年在行伍中曾有过四十多天未尝睡觉的事），有诸？先生（王畿，号龙溪）曰："然。此原是圣学。古人有息无睡，故曰'向晦入燕息'。世人终日扰扰，全赖后天渣滓厚味培养，方够一日之用。夜间全赖一觉熟睡，方能休息。不知此一觉熟睡，阳光尽为阴浊所陷，如死人一般。若知燕息之法，当向晦时，耳无闻，目无见，口无吐纳，鼻无呼吸，手足无动静，心无私累，一点元神，与先天清气相依相息，如炉中种火相似，比之后天昏气所养，奚啻什百？是谓通乎昼夜之道而知。"

《周易》上有"君子以向晦入燕息"之语，"向晦"即傍晚之意，"燕息"的具体做法是："耳无闻，目无见，口无吐纳，鼻无呼吸，手足无动静，心无私累"。什么情况下能够达到口鼻无呼吸呢？胎儿状态下。

所以，燕息是一种极深极慢的呼吸方式，类似于道教中的"胎息"。

明代胡文焕的《养心要语》上说"元神会，不思睡"，因此"有息无睡"的意思是说"息"与"睡"不同，通过调息养精、养气、养神，精气神满则可以达到在夜间睡眠中继续练功的效果，这种睡眠与一般的没有经过调息锻炼的睡眠不同，是特殊的睡眠状态，所以称为"无睡"。

精、气、神是维持人体生命活动的三大要素，是生命的根本，保养精、气、神的关键在于修身养性，清心寡欲，使心不外驰、意不外想、神不妄游、情不妄动、气不外耗。儒家的静坐调息就是通过自我调节，控制心身，使思想高度集中，摒除杂念，静心宁神，放松全身，达到万念皆空，大脑皮质处于一种保护性抑制的状态。

所以，儒家所讲的"有息无睡"不是不睡觉，如果理解成不睡觉，是片面和不科学的。《龙溪王先生全集》中还记载了："先生（王畿）夜宿山窝，子充见先生酣睡呼吸无声……"这样一段话，说明儒家照样需要睡觉。佛教的"不倒单（即以夜间打坐代替睡眠）"是在坐中进入到一种特殊的睡眠状态，与此颇有相同之处。

"反息"一词出自《楞伽经（léng qié jīng)》中"佛问圆通，如我所证，反息循空，斯为第一"，意思是"佛问从何悟得圆通，依我所证，从数息以入空寂，是为第一"。所以"反息"就是"返息"，循环之意，也就是"数息法"。

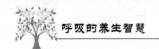

正身端坐、闭目养神

我们总结一下，儒家主张静坐调息，静坐可以是端坐在椅子上，也可以是跪坐在脚后跟上或者盘腿坐在垫子上，以自然舒适为宜，保持身体中正，鼻吸鼻呼，均匀呼吸，腹式呼吸（一般采用顺腹式），眼睛轻闭，不听不闻，不看不想，渐渐使自己的心安定下来，忘掉身边的一切，直至忘掉了自己的存在，但始终要保持着灵台的一点清明，也就是不要睡着，要在似睡非睡之间，感到自己的身体变得越来越通透，与天地合为一体。

我们经常说"闭目养神"，意思是关闭了摄取外界信息的通道就可以保养精神了，儒家静坐养气，同样是关闭外缘，通过呼吸安定心神，使人的精气神充盈饱满，身轻体健，耳聪目明，延年益寿。

历史上孔子、孟子、白居易、陆游、朱熹、陈白沙、王畿等大儒们皆享高寿，应该与他们的静坐、调息、养气的练习有很大关系，对我们现代人来说，如何在快节奏的生活中安顿心灵、修复心理上的创伤、降低物质上的欲望、体会到内心的安宁幸福，很有借鉴之处。

我们从中提取一个最简单的练习方法，就是"正身端坐、闭目养神"，不拘场合和时间，得闲即可进行，端坐在椅子上，身体立直，头正颈直，轻闭双眼，排除杂念，鼻吸鼻呼，腹式呼吸，顺逆皆可，身心放松。注意，一定要两脚平行踩地，两手自然放在大腿上，如有杂念产生，不要管它，遵循"来者不拒、去者不留"的原则，经常练习，杂念会越来越少，但注意不要睡着。练习时间可长可短，即使是短短一分钟的练习，睁开眼睛以后，你也会发现眼睛明亮了许多，这就是精气神充足的一个体现。

对学业繁重的学生和工作繁忙的白领，在短暂的休息时间里，或者劳累的时候、烦心的时候，尽量不要通过看手机转移注意力等来进行休息，可以多做上面的练习，使"精满、气足、神旺"，自然精神焕发、精力充沛。

十五、他山之石——瑜伽调息法

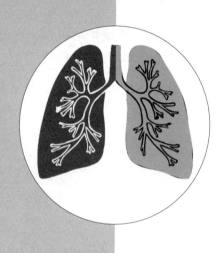

瑜伽包括体式，但体式不等于瑜伽。

瑜伽包括调息，但调息不等于瑜伽。

瑜伽包括冥想，但冥想不等于瑜伽……

瑜伽是什么？瑜伽是道，道可道，非常道，很难用语言去完整地、准确地表述什么是瑜伽，也正因为此，从古至今，乃至将来，瑜伽的派别、种类会数不胜数，但不管是何种瑜伽，都离不开"身（体式）""息（呼吸）""心（冥想）"三个层面。瑜伽的终极目标是通过修炼达到"人梵合一"的境界，而呼吸控制（调息）则是通往这个境界的桥梁。

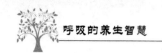

体位与导引动作的比较

把瑜伽与中国传统修炼方法相对比，无论是体位与导引术，还是调息与吐纳术，以及调心（制感、专注、静虑）与道教的内丹、禅学的止观、儒家的坐忘，都可以无缝对接。

本章主要是从调息的层面，将瑜伽和中国传统的呼吸吐纳法进行粗略的对比，以求同存异、启发思维。

瑜伽体位动作有两个特质：住与乐。住的意思是"稳定、觉察"，乐的意思是"舒适、轻快"，也就是说，做动作的同时要体会到轻松愉悦的感觉，不管是高难度的动作，还是较简易的动作，如果达不到这两个要求，就不是瑜伽体位。只有身体、呼吸和内心的感受合而为一，这才是体位。

练习体位时，必须要让呼吸来引领每个动作，比如，举起手臂时吸气、落下手臂时呼气，同时让思想专注于两者的结合，并根据动作特点，有意识地引导呼吸，以强化呼吸和动作之间的结合。在这一点上，瑜伽和中国传统运动的要求是一致的，都遵循起吸落呼、开吸合呼的规律。

关于呼吸方式的比较

在瑜伽练习中始终要求使用"顺腹式呼吸",这一点同儒家和佛教的调息法相同,而与道教内丹修炼、导引术、太极拳等的调息法不完全相同,后者"顺腹式""逆腹式"呼吸都可以使用,并提倡使用逆腹式。

中国传统的调息法基本上都讲究呼吸的气流要细、匀、深、长,气息出入要无声无息;而瑜伽的"喉头呼吸法""风箱式呼吸法"虽然同样要求呼吸深长,但在练习过程中能够明显感受到并且听得到呼吸的声音。

以静坐为例,中国传统的调息法一般都要求头正颈直、下颌内收、百会上领。而瑜伽的收颔收束法(下巴锁定的姿势)要求静坐调息时收颔低头,把下巴放在胸骨上方、锁骨之间的凹陷处,使头顶不会抬起。

瑜伽也有"舌抵上腭",但要求舌尖不碰到上腭或牙齿,不要咬紧下巴,也不要在吸气、呼气或屏息时摆动舌头,这时唾液会自动分泌,在吸气前咽下。也就是说瑜伽的"舌抵上腭"是舌面平贴在上腭,在中国传统的修炼方法中也有这样的要求,具体请参阅《二十四节气导引》。

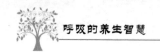

关于吐气发声的比较

　　瑜伽的 AUM（也称 OM）唱诵与六字气诀、佛教六字真言（现代汉语读音：唵（ōng）嘛（ma）呢（nī）叭（bēi）咪（mēi）吽（hōng））、净土宗念佛等也有相似之处，AUM（读音为奥姆）唱诵是一种发音和呼吸结合在一起的方法，其出发点和归宿是："闻声以入道，舍念而达梵。"

　　具体分析一下，AUM 是梵文"ざ"字的字母拼写法，由阿（a）、乌（u）、门（m）三音组成，字上一点，为第四半音，音理上为鼻音的合口收声。

　　唱诵"AUM"声，在"AUM"声收后无声之际，凝思谛听第四半音。《大梵点奥义书》中说："习此大梵声，他声尽皆掩"；所以，此声是修道的手段，集万念万声于一念一声，直听入无声，外物若忘，意、气、声三者合而为一，水乳交融，混沌不分，"终然寂无声，无上境斯掩"，"是声为心声，更超此声上，得彼超上者，修士断疑网。"（《禅定点奥义书》）从而进入禅定境界，也就是到达了"三摩地"。

　　AUM 唱诵和六字气诀一样，先吸后呼，呼气发音，缓慢深长，凝神入气。但两者最大的不同之处在于，AUM 唱诵的目的是证悟，六字气诀的目的是养生。

除了 AUM 唱诵，瑜伽还有其他呼气发音的调息法，如前面我们比较过"蜂鸣式呼吸法"和太极拳谚"哼哈二气妙无穷"，有人认为"哼、哈"指的是"吸、呼"，其实不然。"哼"是鼻发音，"哈"是口发音，都属于"以声助力"，体现了陈氏太极拳缠绕发劲、刚猛快速的动作特点。"以声助力"这一点在南拳中最为常见。

另外，郭林老师特别重视口吐"哈"音，认为发"哈"音可以强脏腑、祛病邪。

大体来说，瑜伽主张鼻吸鼻呼式的发音，中国传统养生主张鼻吸口呼式的发音。

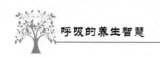

关于屏息的比较

瑜伽调息要求始终闭眼；而中国的调息吐纳一般要求眼睛"似闭非闭""垂帘""眼睛要留一条缝"，以免进入睡眠状态，以保持内心的一片清明。

瑜伽呼吸中也有屏息阶段，瑜伽认为屏息时，气息停止了，感觉和心意也静止下来，这时大脑才能放松；感觉相当于道教所讲的"识神"，灵性相当于"元神"，屏息的目的在于让心进入灵性的层面。

瑜伽中的屏息分为自发屏息与和谐屏息。自发屏息就像忘我工作时、注意力特别集中时，呼吸中的自然停顿一样；和谐屏息则是一种有意识的行为，指的是吸气和呼气之间、呼气和吸气之间的停顿。从这一点来看，瑜伽屏息和中国"停闭呼吸"基本是一致的。

但是，瑜伽"波动调息法"分为"均一调息法"和"非均一调息法"。如果每个吸气、呼气和屏息的时间是相等的，则为均一调息法；如果时间不等，则是非均一调息法。吸气和呼气之间的停顿叫作"内屏息"，呼气和吸气之间的停顿叫作"外屏息"。吸气、内屏息、呼气、外屏息之间的时间比例可以具有多种形式，比如，1：4：2：1，意思是吸气和外屏息时间相等、内屏息是吸气时间的4倍、呼气是吸气时间的2倍。

在练习"波动调息法"的过程中，要把握循序渐进的原则。刚开始练习时，"波动调息"和常规的自然呼吸要穿插进行，以使身心放松，熟练以后才可以连贯进行。

我们在讲到道教"十六字诀"的"一吸便提"时，提到了"提肛呼吸"。瑜伽的"会阴收束法"与提肛呼吸有异曲同工之妙，要求在吸气后"内屏息"时将会阴和肛门到肚脐之间的下腹部收缩，向脊柱和横膈膜方向牵拉上提；保持这个状态，然后再呼气放松。

基于不同医学体系的认知

　　印度医学中也有"脉""把脉"等学问，当然与我国传统医学相比，其名称和操作方法是另成体系的。印度医学认为人身上有数千根脉管，身体的能量在脉管里流动，这些脉管大部分发源于心脏和肚脐周围；阿育吠陀医学中还有"三脉七轮"之说。而瑜伽调息法的目的是通过各种不同的呼吸方法，根据个人身心状况的不同而有效地刺激内脏器官，促进各种腺体的良性分泌，启动脉轮的潜在力量，更好地清理、洁净身体，为更高级的精神修养和灵性开发奠定基础。

　　瑜伽文化源远流长、博大精深，其中调息法理论精深、方法繁复，本书不能道及万一，只是略和中国传统的调息法作一简单比较，以扩展眼界、打开思路，以期能为我们的身心健康服务。

十六、呼吸性碱中毒是怎么回事？

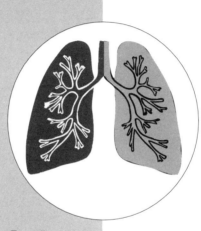

有一个新闻，说一个女孩在看一部悲剧电影的时候，哭泣得太久，导致头晕胸闷、呼吸急促、心悸出汗、全身麻木，并且手指呈「爪子」状无法伸直，以致被紧急送医。医生说这是过度通气造成的，这种病叫作「呼吸性碱中毒」，严重者还会出现痉挛、晕厥等症状。

什么情况下会 "呼吸性碱中毒"？

当人们过度哭泣、情绪激动等，就容易出现急促而剧烈的呼吸，二氧化碳就被过多地呼出去，于是血液就会呈现偏碱性，这时就会出现上述症状，医学上把它称为 "呼吸性碱中毒"。

一般来说，人在平静状态下呼吸频率为 12 ~ 16 次 / 分钟，如果把自己的呼吸加速到 40 次 / 分钟，很快就会出现过度通气的症状。

除了哭泣可能会诱发过度通气外，在进行跑步等运动或者情绪激动时，以及部分肺部功能存在问题的人，都可能会出现过度通气。

比如，我们常说的歇斯底里，就是情绪过于激动，呼吸急促，时间一长，就容易出现头晕胸闷、全身麻木等过度通气的症状。

具体来说，在人体中，通过血液的循环代谢，静脉血中含有较高浓度的二氧化碳，然后进入肺部再呼出去。二氧化碳的弥散能力比氧气强，空气中的二氧化碳浓度又比较低，因此，二氧化碳也容易呼出去。从人体正常情况看，呼出的二氧化碳量是稳定的，人体内也是保持酸碱度平衡。

因为女性平时运动量相对较少，缺乏训练，情绪较容易波动，因此，过度通气常见于女性。不过，健康的人也可能会出现过度通气。

呼吸性碱中毒的缓解和治疗

发生过度通气、呼吸性碱中毒，有哪些急救措施？

对于没有其他基础性疾病的健康人来说，首先是要帮助病人把情绪稳定下来，进行深呼吸。即深吸气，然后憋住，再慢慢呼出，以此往复，以减缓呼吸频率，避免二氧化碳过多排出。这样一来，呼吸性碱中毒就能得到纠正，不适症状也会慢慢缓解。

如果病情比较严重，可以让病人待在一个安静的角落，给他一个袋子、口罩等（即四周密闭，有一开口的物体），扣在口鼻上，以此保证病人能反复吸入自己呼出的二氧化碳，进而增加血液的二氧化碳浓度，使症状得到缓解。

在高原缺氧环境下，人们需要吸氧来增加血液中的氧气浓度，过度通气正好与之相反，需要增加的是血液中的二氧化碳浓度。

为啥过度通气需要急救呢？

原因和 pH 值（酸碱度）有关，行使各项生命功能的蛋白质需要在最合适的 pH 值下才能正常工作，当我们过度通气的时候，二氧化碳会被过度释放，导致 pH 值升高，细胞功能就会紊乱，结果就是呼吸性碱中毒。

在我们做运动的时候，不管是激烈的球类比赛、跑步还是相对舒缓的太极拳、八段锦，都要注意呼吸的频率不能太快，否则可能会造成过度换气。特别是在参加比赛时，如参加太极拳比赛，心情紧张会造成呼吸急促，感觉气不够用，然后加快呼吸，反而更加重了气不够用的状况。

　　这也提示我们，不管做什么运动，都需要先调整好心情，心情放松了，呼吸才能平稳。

警惕特意造成过度通气的培训

有一些不正规的甚至别有用心的培训机构，在培训学员时，会在特定的环节，着意让学员进行快速的大幅度的呼吸，特意造成过度通气，这时学员可能会感到头晕目眩，甚至出现幻觉，这些培训机构就利用学员的这种非正常状态进行心理暗示和语言诱导式"洗脑"，诱导学员们相信他们的那套歪理邪说。

对于这种情况，大家一定要心存警惕，明白其中的道理，避免被坏人利用。

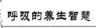

后 记

从一开始踌躇满志，到越写越惶恐不安，正如王安石诗云："看似寻常最奇崛，成如容易却艰辛。"这正是我写作此书的心中感想。

前人专论呼吸的书籍已不知凡几，更遑论与呼吸有关的著作、论文，能在其中翻出新意，让读者能乐意阅读、读得明白，读了有收获、读后能指导实践，实践而健康身心，是我的发心，也是对我的一大挑战！

本书有关呼吸的内容大致可以分为两部分，一部分与"文化"有关，另一部分与"科学"有关。与"文化"相关的部分主要由人的主观意识来感知、体悟和验证，与"科学"相关的部分主要由数据、指标、实验等客观存在来证明。

但主观和客观之间、文化和科学之间，并不是泾渭分明，而且科技始终处于发展之中，昨天我们还在批判的理论，今天可能就被证实是真理了。

所以，把目光聚焦在"人的生命"这一主题上，生命是客观和主观的集合体，从人出发，回归于人，我们的一切工作才有意义。

随着现代科技的发展，呼吸对身心影响的研究越来越深入且全面，如呼吸对脑电、心率变异性等的影响，在给人们打开一扇认识世界和我们自身的新的大门时，又让很多与呼吸有关的人文观点得到了科学的佐证。

科技发展使科技与人文的融合愈加紧密，对呼吸的研究也会让科学更加昌明，反过来又促使人们能够更好地理解文化领域对呼吸作用的描述。

我的学术兴趣更多是在人文历史方面，毕竟我没有受过严格的自然科学的训练，所以我把很多与呼吸相关的自然科学知识，以通俗易懂的讲解和简便易行的方法融会在文字里介绍给读者，即使要讲解一下原理，也力争使用最通俗的语言，所以本书的"科学"性是潜移默化地渗透在"文化"性中的。

唐代诗人贾岛有一首家喻户晓的诗作《题诗后》："两句三年得，一吟双泪流。知音如不赏，归卧故山秋。"著书也是这样辛苦，特别是本书希望能够在有限的篇幅中，以最通俗易懂的语言，囊括万千，汇集精华，同时又要去伪存真，去害兴利，真是行路艰难！不过，我可以自豪地、负责任地说，在我的能力范围内，我已经完成了这个任务。当然，我之所以能够看得更高、更远，是因为有幸站在了诸位前贤大德的肩膀上，才有机会让我欣赏到人生更曼妙的风景。同时，我希望自己也成为风景，我站在桥上看风景，看风景的人在楼上看我，我装饰了你的梦，你成就了我的梦。

本书的理论和方法经过了社会大众和我本人的亲自验证，简单易行，效果显著，不管是用来冥想还是指导锻炼，坚持实践，知行合一，一定会给身心带来健康愉悦。

初稿完成以后，我的导师虞定海教授、镇江的丁秋波老师、洛阳的祝京媛和雷尊廷老师、哈尔滨的解丽杰老师、佛山的柯俊菲老师，以及深圳的王志华、吴锡慧、万芳芳等老师都对书稿提出了中肯的意见和很好的建议，引导我继续深入思考并再三修改、完善书稿，在此特别致以诚挚的敬意和谢意。尤其是丁秋波和雷尊廷两位老先生，作为实修实证者，以提携后进之嘉德、当头棒喝之直言，诲人不倦，务正学以言，无曲学以阿世，一扫世俗谗言佞语之风，千夫之诺诺不如一士之谔谔，所谓君子和而不同，虽然在某些问题的看法上大家各持己见，但令我受益良多，感激不尽。另外，有幸聆听过深圳龙文神韵夏菲老师的歌唱养生课，对我启发颇大，在此基础上完善"歌唱养生"这一章，以和"六字气诀"章更加相辅相成，在此也深表谢意。

我家窗外，火红的木棉花和湛黄色的风铃木开得正艳，冬天也好，疫情也罢，它们总会过去，春天和希望从来不会缺席！

2020 年 3 月谨识于深圳龙岗。

参考文献

［1］徐兆仁. 东方修道文库·禅定指南（修订本）［M］. 北京：中国人民大学出版社，1989.

［2］定真. 静坐入门［M］. 上海：上海市出版局内部资料准印证（89）第 175 号，1990.

［3］郭林新气功研究会. 郭林新气功［M］. 北京：人民体育出版社，1999.

［4］唐山市气功疗养院. 内养功疗法［M］. 北京：人民卫生出版社，1959.

［5］（印度）B.K.S. 艾扬格. 瑜伽之光［M］. 王晋燕，译. 北京：当代中国出版社，2011.

［6］（印度）T.K.V. 德斯卡查尔. 瑜伽之心［M］. 陈丽舟，朱怡康，译. 北京：电子工业出版社，2014.

［7］（印度）B.K.S. 艾扬格. 艾扬格调息之光［M］. 付静，译. 海口：海南出版社，2015.

［8］徐梵澄. 五十奥义书［M］. 北京：中国社会科学出版社，2007.

［9］（美）丹尼·德雷尔，凯瑟琳·德雷尔. 太极跑［M］. 吴洪涛，译. 杭州：浙江人民出版社，2014.

［10］（日）荒木隆次. 荒木隆次的呼吸健康法 ［M］. 高元玉，译. 沈阳：辽宁科学技术出版社，2010.

［11］（爱尔兰）帕特里克·麦基翁. 学会呼吸：重新掌握天生本能 ［M］. 李相哲，胡萍，译. 北京：中国友谊出版公司，2019.

［12］中国科协科普部，中华医学会. 让呼吸更畅快 ［M］. 北京：北京出版社，2016.

［13］张锡纯. 医学衷中参西录 ［M］. 太原：山西科学技术出版社，2010.

［14］胡孚琛. 丹道法诀十二讲 ［M］. 北京：社会科学文献出版社，2018.

［15］国家体育总局健身气功管理中心. 健身气功·六字诀 ［M］. 北京：人民体育出版社，2003.